AF462892

DE LA COMPARAISON DE L'ESTOMAC ET DE L'INTESTIN DANS NOS ESPÈCES DOMESTIQUES;

Par M. Colin,
Chef de service à l'École d'Alfort.

L'appareil digestif est incontestablement celui de tous les appareils organiques qui tient la disposition des autres dans la dépendance la plus intime. Il semble que l'organisation animale, dans ses principaux types, soit réglée d'après la configuration et la structure des instruments qui servent à la digestion : la dent, l'intestin du carnassier donnés à une espèce commandent forcément, dans l'économie vivante, toute une série de modifications sans lesquelles l'animal ne serait qu'un non-sens, qu'une machine impropre à sa destination.

En effet, si avec une incisive tranchante, une canine aiguë, un intestin court et étroit, le carnassier n'eût pas reçu la force, l'agilité nécessaires pour poursuivre et saisir sa proie, un odorat exquis ou une ouïe délicate pour la découvrir ; si ses mâchoires n'eussent pas été mues par des muscles puissants, ses extrémités divisées et munies de griffes ; si, enfin, ses instincts n'eussent pas été cruels et destructeurs, son organisation n'eût révélé que contradiction et imprévoyance.

Mais la nature, toujours sage dans ses plans, toujours habile dans leur exécution, a su établir entre les appareils de l'économie et celui de la digestion l'harmonie la plus parfaite et la plus en rapport avec la conservation des espèces, en même temps qu'elle a, par une conséquence nécessaire, établi une corrélation non moins remarquable entre les diverses parties de cet appareil; corrélation qui frappe lorsqu'on étudie comparativement les organes digestifs de nos animaux domestiques, parmi lesquels se trouvent des types bien caractérisés d'herbivores, de carnassiers et d'omnivores.

A ce point de vue, l'anatomie vétérinaire devient une mine féconde, dont l'exploitation ne peut manquer de faire jaillir de vives lumières sur la médecine, alors que l'anatomie de l'homme, après avoir atteint un haut degré de perfection descriptive, ne saurait s'enrichir que de nouveaux détails d'une minime importance.

Dans ce court aperçu, nous n'essaierons pas d'aborder le côté philosophique de la question : une pareille tâche serait au-dessus de nos forces ; nous chercherons seulement à faire ressortir les traits principaux du parallèle, en ce qu'ils peuvent avoir d'intéressant, sous le rapport de la physiologie et de la pathologie.

§ Ier. — L'estomac, ou le réservoir intermédiaire à l'œsophage et à l'intestin grêle, présente à peu près dans tous les mammifères la même configuration, excepté dans quelques-uns, comme les ruminants, où il est divisé en plusieurs compartiments d'une disposition excessivement curieuse.

Dans tous il est placé transversalement par rapport au plan médian du corps; dans tous il a une face antérieure appliquée contre le diaphragme et le foie, une face postérieure en contact avec l'intestin, une petite courbure à laquelle se termine l'œsophage, une grande courbure qui donne attache au frein épiploïque de la rate, enfin deux extrémités, l'une gauche, ordinairement très-renflée, et l'autre droite ou pylorique qui se continue avec le duodénum.

I. Dans les solipèdes, l'estomac est divisé en deux sacs, à l'extérieur, par une dépression transversale plus ou moins prononcée suivant les sujets, et d'autant plus que le viscère est moins rempli ; à l'intérieur, par une démarcation très tranchée entre la muqueuse du sac gauche et celle du sac droit ; l'une, continuation de la muqueuse œsophagienne, est blanche, mince, peu vasculaire, peu sensible et recouverte d'un épithélium épais ; l'autre rosée, épaisse, très-vasculaire, très-sensible, dépourvue d'épithélium et destinée à la sécrétion du suc gastrique.

Chez eux, l'estomac est séparé des parois abdominales inférieures, comme l'a fait remarquer Lamorier, par les grosses courbures de l'intestin, surtout par la sus-sternale, ce qui le soustrait à l'action directe de ces parois dans l'acte du vomissement. L'œsophage s'insère perpendiculairement vers le milieu de la petite courbure, presque aussitôt après avoir franchi l'ouverture du pilier droit du diaphragme. A son orifice ses parois sont fort épaisses, fermes, blanchâtres ; sa cavité est complètement close ; sa muqueuse est plissée comme une fleur radiée, mais ne forme ni une valvule semi-lunaire, ainsi que le disait Lamorier, ni une valvule spirale, comme l'a avancé M. Gurtl.

Dans cette disposition singulière réside toute la cause de l'impossibilité ou de l'extrême difficulté du vomissement chez les solipèdes ; on se rend très-bien compte de sa manière d'agir en appliquant à l'estomac la théorie de la presse hydraulique.

En effet, prenons le viscère dilaté à la fois par des aliments, des liquides, des gaz, et soumis à la seule compression des muscles abdominaux (si sa tunique musculeuse est paralysée par le fait d'une distension extrême). A ce moment le cardia est fermé, les parois de l'estomac sont autour de lui parfaitement planes ; la pression étant d'après la loi proportionnelle à la surface qui la supporte, elle doit être infiniment faible sur une surface infiniment petite représentée par le point central de l'orifice cardiaque. Or, n'est-il pas évident que la plus minime résistance, opposée par les parois œsophagiennes, suffit pour empêcher la dilatation de l'ouverture et la sortie des substances alimentaires? Il n'en est point ainsi dans les omnivores et les carnassiers, qui vomissent très-facilement; leur œsophage, qui a des parois très-minces, se termine en un infundibulum dont la surface centuplée doit supporter une pression proportionnelle qui ne peut être contre-balancée par la plus énergique contraction.

La capacité de l'estomac, qui, dans la plupart des animaux, est d'autant plus grande que celle de l'intestin est moindre, se trouve fort peu considérable chez les solipèdes relativement à leur taille. Il semble qu'ils soient destinés à se nourrir d'aliments beaucoup plus substantiels que les ruminants, et que leur digestion ne doive que commencer dans leur réservoir gastrique.

Cette capacité varie suivant la taille, le genre d'alimentation, ainsi que très-probablement suivant plusieurs autres causes, telles que les privations, les maladies. En minimum je l'ai trouvée de 10 litres sur un très-petit cheval, et en maximum de 37 litres 1/2 sur un cheval de taille colossale, mort aux infirmeries de l'Ecole. Néanmoins la capacité la plus ordinaire, pour les sujets de moyenne taille, est de 15 à 16 litres.

Le rapport qui existe entre la capacité de l'estomac et celle de l'intestin est à peu près constant. Sur un cheval de très-petite taille il était comme 1 est à 13, c'est-à-dire que la contenance de l'estomac était treize fois moindre que celle de l'intestin. Sur un second et un troisième, le rapport était de 1 à 10. C'est ce dernier que je crois le plus ordinaire.

Les chiffres que nous donnerons plus loin prouveront que le cheval est, de tous les animaux, celui qui a l'estomac le plus petit, relativement à sa taille et au volume de son intestin; particularité dont on peut tirer des inductions physiologiques importantes.

L'âne a l'estomac proportionnellement plus grand que le cheval. Sur un individu de taille moyenne il contenait 15 litres, ainsi que celui de beaucoup de chevaux de petite stature; c'est ce qui peut expliquer pourquoi l'âne s'entretient avec une nourriture grossière, peu alibile sous un grand volume.

II. L'estomac des ruminants n'est pas seulement remarquable par la multiplicité de ses compartiments, car on la retrouve dans différents mammifères, tels que le dauphin, le daman, le porc-épic, le kanguroo, etc.; il l'est encore et surtout par l'admirable disposition de ses poches, dont les trois premières ne sont, comme on l'a dit, que des dilatations de l'œsophage, tandis que la dernière est le véritable organe de la sécrétion du suc gastrique et de la transformation chymeuse.

De ces quatre compartiments, le premier, ou le rumen, dépasse de beaucoup le volume des autres réunis. Il communique avec le réseau par une ouverture circulaire, placée tout près de l'insertion de l'œsophage et entourée d'un repli annulaire plus large à droite qu'à gauche, repli formé par l'adossement des parois du rumen avec celles du réseau, et constituant la valvule décrite par quelques anatomistes.

Le réseau, situé en avant du sac droit du rumen qu'il prolonge, est plus petit que le feuillet dans le bœuf, et plus grand dans la chèvre et le mouton; il offre en haut, dans le point correspondant à sa petite courbure, le commencement de la gouttière œsophagienne, et en arrière l'orifice par lequel il s'ouvre dans le feuillet. Cet orifice, très-rapproché de celui de la panse, est au moins huit fois plus petit que ce dernier. L'étroitesse de cette ouverture explique très-bien pourquoi les aliments, qui tombent d'abord dans le rumen et le réseau, ne peuvent passer dans le feuillet s'ils ne sont ramollis et très-divisés.

Le feuillet, véritable laminoir où passent lentement les matières encore trop dures pour être chymifiées, a une disposition intérieure très-compliquée par le mode d'arrangement de ses lames et leurs rapports avec la gouttière œsophagienne. Toutes ces lamelles, d'inégales dimensions, partent des côtés de la gouttière, qu'elles multiplient un grand nombre de fois, pour revenir enfin la reconstituer à l'orifice du feuillet dans la caillette, orifice au moins une fois plus grand que celui du réseau dans ce troisième compartiment.

La caillette, ou le réservoir dans lequel s'opère la chymification, est tapissé par une muqueuse qui, au lieu d'être hérissée de papilles énormes et recouverte d'un épithélium épais, est au contraire veloutée, très-vasculaire, rosée, enduite d'un mucus abondant et décuplée en surface par la présence des lames qui la longent obliquement depuis le feuillet jusqu'au pylore.

La capacité de l'estomac des ruminants est énorme si on la compare à celle de l'intestin et au volume du corps. Sa détermination n'est pas sans intérêt, car cet organe, qui peut arriver presque à son maximum de distension dans les indigestions gazeuses, doit contenir constamment une quantité considérable d'aliments pour que les fonctions digestives puissent s'effectuer avec régularité.

Celui d'un bœuf de race cholette, âgé de cinq ans, du poids net de 350 kilogrammes, contenait 215 litres d'eau; l'intestin du même sujet avait une capacité inférieure de 125 litres à celle des réservoirs gastriques. L'estomac d'une vache de taille un peu moindre en contenait 290; son intestin en contenait 175 de moins, ce qui rend la proportion peu différente dans les deux cas.

Je dois dire ici que les manipulations nécessaires pour déterminer la capacité de l'estomac du bœuf sont fort longues et assez difficiles ; souvent il faut le remplir à cinq ou six reprises différentes pour le débarrasser complètement des matières qu'il contient ; encore n'est-on pas sûr de parvenir à vider tout à fait le feuillet s'il est distendu par des matières très-sèches. Dans ce dernier cas, c'est en le plongeant dans l'eau, après avoir préalablement pris la mesure des autres poches, qu'on peut apprécier son volume par la quantité de liquide qu'il déplace. Pour faire sortir l'air qui peut rester dans le rumen, on pratique avec précaution une petite ouverture à sa partie supérieure, ouverture qu'on ferme ensuite avec le doigt quand les gaz se sont échappés. Sans ces précautions on ne serait pas certain d'arriver à un résultat d'une rigoureuse exactitude.

Dans le veau, et même dans le fœtus, le rumen est proportionnellement moins développé que plus tard ; la caillette, qui agit presque seule à cette époque, a un volume très-considérable, mais jamais égal à celui de la panse. Sur un sujet de huit à neuf semaines, l'estomac contenait 22 litres, dont 6 1/2 pour la caillette et 15 1/2 pour les trois premiers compartiments, c'est-à-dire que la caillette était avec les trois autres estomacs dans le rapport de 1 à 2,38, ou avait, par conséquent, un peu moins du tiers de la capacité totale.

Dans le mouton et la chèvre, l'estomac a un volume un peu moins considérable relativement à celui de l'intestin. Sa capacité s'est trouvée, sur une chèvre, de 29 litres, dont 23 pour le rumen, 2 pour le réseau, 9 décilitres pour le feuillet, 3 litres 3 décilitres pour la caillette. Ce dernier réservoir n'a ici que la neuvième partie de la capacité totale. Le volume énorme de l'estomac de cette chèvre prouve bien que le volume de cet organe est en rapport avec la nature de l'alimentation, puisque dans le veau précédemment cité il était beaucoup plus petit. Du reste, cette capacité varie excessivement, suivant la taille des individus; car dans un mouton solognot elle était seulement de 7 litres, ou moins du quart de celle trouvée sur la chèvre.

Chez un jeune chevreau (de quinze jours), l'estomac contenait 2 litres 10 décilitres, dont 1,25 pour le rumen, le réseau, le feuillet, et 0,85 pour la caillette. Le rapport des trois premiers compartiments avec le dernier était donc comme 1,47 est à 1, ou, en d'autres termes, la caillette avait, comme chez le veau, à peu près le tiers de la capacité totale des réservoirs gastriques.

Tout à l'heure j'ai dit que la capacité de l'estomac était à celle de l'intestin relativement moindre dans la chèvre que dans le bœuf. En effet, pour la première le rapport est :: 2 : 1, tandis que dans le second il est :: 2,39 : 1.

III. Le porc, que l'on peut regarder comme le type des omnivores, a l'estomac simple, mais d'une forme qui l'éloigne de celui du cheval pour le rapprocher, au contraire, de celui des carnassiers. Ainsi, il est moins incurvé sur lui-même que chez les solipèdes; il présente à l'extrémité du sac gauche un petit renflement conique recourbé en arrière et qu'on a comparé à un capuchon. Ce petit renflement, qui existe toujours, semble indiquer une division rudimentaire de l'estomac en deux sacs, division qu'on retrouve dans quelques animaux du même ordre, comme le daman et le tapir. L'œsophage se termine en conservant ses parois rougeâtres, minces, et en formant un infundibulum, comme chez tous les animaux qui vomissent facilement. Le pylore est renforcé d'un bourrelet très-épais, ainsi que l'a fait observer Cuvier, et la muqueuse qui le tapisse constitue une saillie épaisse dont la pointe est tournée vers l'intestin grêle.

La muqueuse gastrique offre encore ici deux parties distinctes, mais de surface inégale: une autour du cardia, de 1 décimètre à 1 décimètre 1/2 de diamètre, blanche et recouverte d'épithélium ; une autre où elle est épaisse, veloutée, comme dans le sac droit de l'estomac des solipèdes. Cette disposition seule suffit pour démontrer que le porc n'est ni exclusivement carnivore, ni tout à fait herbivore.

Sa capacité est fort considérable. Je l'ai trouvée de 7 litres 1/2 jusqu'à 8 litres 1/2 sur des sujets de taille moyenne et âgés d'un an environ. Elle est avec celle de l'intestin dans les rapports de 1 à 2 ou de 1 à 2 1/2.

IV. Dans les espèces du chien et du chat l'estomac est pyriforme; le cardia est encore plus rapproché de l'extrémité gauche que dans le porc; l'œsophage à son insertion est mince et dilaté en entonnoir; le pylore n'a pas de bourrelet bien sensible; enfin, la muqueuse offre dans toute l'étendue du viscère le même aspect, la même structure.

On comprend combien la capacité de l'estomac doit varier suivant la taille et les races de chiens, depuis les plus petites jusqu'à celles du boule-dogue et de Terre-Neuve. Je l'ai trouvée en minimum de 6 décilitres et en maximum de 8 litres, sur un chien de très-grande taille; mais en moyenne elle est à peu près de 3 litres. Constamment elle dépasse celle de l'intestin d'un quart, d'un tiers, et quelquefois même d'une moitié.

Dans le chat la capacité du réservoir gastrique n'éprouve pas de variations bien grandes. Elle s'est trouvée depuis 2 décilitres 87 jusqu'à 3 décilitres 57, ou avec l'intestin dans le rapport de 18 à 22, de 24 à 35, ce qui fait pour l'estomac une contenance de près d'un quart jusqu'à un peu moins de moitié supérieure à celle de l'intestin.

V. L'estomac du lapin rappelle assez bien celui du cheval

pour la forme extérieure et la disposition du cardia, mais il est plus recourbé sur lui-même; ses parois sont excessivement minces, excepté autour du pylore, où elles constituent un bourrelet fort épais que Cuvier a indiqué. Sa capacité, très-grande relativement à la taille de l'animal, l'est peu eu égard au volume de l'intestin. En effet, elle s'est trouvée de 4 décilitres 76 centilitres et dans le rapport de 4 à 11 avec celle du tube intestinal, ou à peu près le tiers de cette dernière.

D'après ce qui précède, on voit que, sous le rapport de la capacité de l'estomac comparée à celle de l'intestin, le bœuf doit être placé en première ligne, puis le mouton et la chèvre, le chien, le chat, le porc, le lapin, et enfin le cheval, qui, de tous les animaux domestiques, a, d'une manière relative, le réservoir stomacal le moins volumineux.

§ II. — Si la forme, la structure et la capacité de l'estomac sont loin d'être les mêmes dans tous les animaux, la disposition, la structure, la longueur et la capacité de l'intestin varient beaucoup aussi suivant les espèces; mais ces variations, quelque nombreuses qu'elles soient, se rattachent en dernière analyse à quelques types bien caractérisés, dont les plus différents se lient cependant ensemble par des nuances insensibles et graduées. Le premier de ces types comprendrait les carnassiers qui ont l'estomac volumineux, l'intestin court et étroit, sans bandes longitudinales ni bosselures, avec un cœcum nul ou rudimentaire. Le second renfermerait les solipèdes et les rongeurs, dont l'estomac est petit, l'intestin de longueur moyenne, mais excessivement large, bosselé, et le cœcum d'un énorme volume; le troisième, celui des ruminants, dont l'estomac surpasse en capacité celui de tous les autres animaux, et dont l'intestin, sans bosselures, a une longueur supérieure à celle du tube digestif de tous les autres mammifères; enfin le quatrième, celui des omnivores, dont l'estomac est simple, l'intestin fort semblable à celui des ruminants, excepté pour le cœcum, qui, à part la différence de volume, rappelle assez bien le même organe dans le cheval. Ce dernier type est évidemment le moins bien dessiné, et cela devait être, car il participe des caractères de plusieurs autres.

L'intestin est toujours divisé en deux parties, l'une longue et grêle, l'autre courte et généralement plus large, différant par leur structure, leurs fonctions, et ayant pour intermédiaire le cœcum, dont l'existence et la longueur sont subordonnées, comme l'a fait observer Cuvier, à ce que l'insertion de l'intestin grêle se fait plus ou moins loin de l'extrémité du gros intestin.

Examinons d'abord la disposition essentielle de ces deux parties du tube digestif, ainsi que les caractères principaux de la muqueuse qui les tapisse, avant d'arriver à la détermination de leur longueur et de leur capacité; une telle étude ne peut être tout à fait dénuée d'intérêt au point de vue de la pathologie, car elle a laissé plusieurs points imparfaitement éclaircis dans les remarquables descriptions données par les auteurs d'anatomie vétérinaire.

L'intestin grêle, que l'on a divisé arbitrairement en trois portions sans qu'aucun étranglement, aucune valvule, aucune démarcation intérieure puisse légitimer cette division, offre à peu près partout le même aspect, la même structure; seulement, à ses deux extrémités il diffère sous plusieurs rapports de sa partie intermédiaire ou flottante.

VI. Dans les solipèdes, le duodénum est bien séparé de l'estomac par la saillie très-apparente du bourrelet pylorique. A son origine il n'offre nulle trace de cette valvule du pylore qu'on trouve dans l'espèce humaine, et que Meckel a dit exister chez le cheval. Immédiatement après sa naissance, il augmente de diamètre pour former ce renflement que l'on a comparé à l'estomac, dont il reproduit assez bien la forme, avec la seule différence qui résulte de l'inversion des courbures. Bientôt il prend le calibre que devra conserver l'intestin, se contourne de droite à gauche, en arrière de la grande mésentérique, où il se termine par la portion flottante.

A 12, 14, 17, 18, 21 centimètres du pylore viennent se terminer au duodénum les canaux cholédoque et pancréatiques. Le canal biliaire et le principal conduit du pancréas s'ouvrent dans cet intestin, l'un à côté de l'autre, après s'être accolés pour traverser obliquement ses tuniques. Leurs orifices, qui se touchent, sont entourés d'un repli muqueux, véritable valvule circulaire dont le bord libre est tourné vers le centre des canaux. Sur la même ligne transversale, à 6 ou 7 centimètres des précédents, se termine aussi par un orifice très-étroit et au milieu d'un mamelon assez considérable le second canal pancréatique. Ce dernier conduit, que plusieurs anatomistes ont indiqué comme n'existant que quelquefois, a été signalé par Neergard dans l'âne, et par Meckel dans le cheval; seulement on s'est laissé tromper par les apparences en disant qu'il s'ouvrait un peu plus en arrière que l'autre, tandis qu'en réalité c'est sur la même ligne, ainsi qu'on peut s'en assurer en ouvrant l'intestin, car son existence est constante.

La muqueuse duodénale est un peu plus épaisse que celle qui tapisse le reste de l'intestin grêle; la surface est couverte d'inégalités, de saillies allongées ou inégalement arrondies, tout à fait comparables à celles de la muqueuse de l'utérus revenu sur lui-même dans les intervalles de la gestation, mais qui n'ont aucune analogie avec les valvules connivenles de l'intestin grêle de l'homme. Au-dessous de cette membrane, sur une longueur d'au moins 40 centimètres à partir du pylore, on trouve une couche épaisse de glandules fort apparentes, qui va en diminuant à mesure qu'on s'éloigne de l'estomac. Ce sont là les glandules duodénales que Brunner décrivit, à cause de leurs usages supposés, sous le nom de *pancreas secundarium*.

La seconde partie de l'intestin grêle, ou le jéjunum, est suspendue à un long mésentère qui lui permet des déplacements faciles et étendus, mésentère qui est, dit-on, proportionnellement plus long chez les jeunes sujets que chez ceux arrivés à l'âge adulte, ce qui expliquerait jusqu'à un certain point la réduction spontanée des hernies ombilicales par une sorte de raccourcissement de ce lien péritonéal. Son calibre, très-considérable chez les animaux solipèdes, est loin d'être régulier. Sur certains sujets il est à peu près partout également large; sur d'autres, et ce sont les plus ordinaires, il offre, de distance en distance, des étranglements qu'on parvient à diminuer un peu par l'insufflation, mais qui ne s'effacent jamais complètement. Ce calibre n'est pas non plus, à beaucoup près, le même sur tous les sujets de même taille. A cet égard il présente des différences très-sensibles, qui pour la plupart se rattachent au régime, aux privations et aux maladies.

La troisième partie, ou l'iléon, est reconnaissable à son moindre diamètre, à l'épaisseur et à la résistance plus considérables de ses parois, enfin à la présence d'une petite lame mésentérique, triangulaire, opposée au mésentère principal et venant s'attacher au cœcum. Ce frein mésentérique est très-remarquable en ce qu'il se retrouve dans toutes les espèces domestiques.

La muqueuse qui tapisse l'intestin grêle a une organisation complexe qui diffère beaucoup de celle du gros intestin, comme il était facile de le prévoir par la différence qui existe entre les fonctions de ces deux parties du tube digestif. Dans toute son étendue elle est mince, légèrement rosée, translucide quand elle est isolée des autres tuniques intestinales, facile à déchirer, bien plus adhérente à la membrane charnue que dans le cœcum et le gros intestin, où le tissu cellulaire sous-muqueux est plus abondant et plus lâche. A sa surface libre, qui est enduite d'un mucus épais, s'observent par place, et surtout au niveau, des étranglements, des rides longitudinales, irrégulières, que l'on a quelquefois, mais à tort, comparées aux valvules conniventes de l'intestin grêle de l'homme, dont elles diffèrent essentiellement par la forme et la facilité avec laquelle elles disparaissent sous l'influence de la distension.

Les villosités, qu'on a décrites comme abondantes dans toute la longueur de l'intestin grêle, où elles formeraient une espèce de gazon touffu très-apparent sous l'eau, sont infiniment peu développées chez les solipèdes ainsi que chez les ruminants, qui les ont encore plus ténues, et par conséquent moins apercevables. Aussi, pour bien les voir sur ces animaux, est-il indispensable d'examiner la muqueuse sous l'eau dans différentes directions. Si alors on la suit depuis le duodénum jusqu'à l'iléon, on remarque qu'elles deviennent de moins en moins visibles à mesure qu'elles se rapprochent de la terminaison de l'intestin grêle ; c'est là, à peu de chose près, tout ce qu'il est possible de constater sans le secours du microscope.

Une chose remarquable en ce qui concerne les villosités, c'est qu'elles sont, pour ainsi dire, à l'état rudimentaire chez la plupart des animaux dont l'intestin grêle est très-long, comme le cheval, le bœuf, le mouton, le porc, le lapin, tandis que par opposition elles sont excessivement apparentes, fort longues et fort touffues, dans ceux qui ont l'intestin grêle court, comme le chien, le chat, et tous les carnassiers en général, de même que dans les oiseaux et les poissons. Aussi, pour bien les étudier à l'œil nu et sous l'eau, convient-il de prendre l'intestin grêle du coq d'Inde, par exemple, où elles sont on ne peut plus belles. On pourrait également, pour cette étude, se servir de l'intestin des poissons, chez lesquels elles sont tellement grandes qu'elles paraissent plutôt constituer des houppes muqueuses, foliacées et flottantes que de véritables villosités.

Un tel contraste me paraît facile à expliquer : quand l'intestin grêle a une longueur considérable, les matières destinées à être absorbées viennent se mettre en contact avec une immense surface qui a tout le temps nécessaire pour les faire passer dans les vaisseaux chylifères, tandis que, lorsque l'intestin est court, la surface muqueuse étant infiniment plus restreinte, il est nécessaire qu'elles soient saisies au passage par les bouches béantes et avides que présentent les villosités, bouches qui en laisseraient échapper si elles n'étaient nombreuses et bien développées.

Les glandules ou follicules solitaires qu'on trouve en si grande quantité dans le duodénum sont beaucoup plus rares dans le reste de l'intestin grêle. On n'en voit que quelques-uns disséminés notamment dans la première moitié de l'intestin ainsi que vers sa terminaison, encore est-il assez difficile de les apercevoir quand ils ne sont pas hypertrophiés par l'accumulation du fluide qu'ils sécrètent. Dans tous les cas ils sont jaunâtres, arrondis, et présentent à leur centre un petit orifice aboutissant à la surface de la membrane muqueuse.

Les *follicules agminés* dits de *Peyer*, ou *plaques gau-*

frées, sont excessivement nombreux et apparents chez les solipèdes, où ils méritent une description spéciale.

Ce n'est guère qu'à partir de 2 mètres environ loin du pylore qu'on commence à en rencontrer. De ce point de départ les plaques gaufrées sont irrégulières, peu apparentes, mal circonscrites. Insensiblement elles se dessinent avec des contours plus prononcés, et bientôt elles se présentent avec les caractères qu'elles conservent dans le reste de l'intestin.

Elles se trouvent généralement au bord inférieur de l'intestin, c'est-à-dire à celui qui est opposé à l'insertion du mésentère ; quelquefois cependant il en existe sur les côtés, mais rarement au bord supérieur. On en compte à peu près autant dans les deux moitiés de l'intestin grêle, souvent même davantage dans la première, qui sur un sujet en a offert sept, et sur un autre quatorze de plus que la seconde, disposition contraire à celle qu'on remarque chez l'homme et chez plusieurs animaux.

Leur forme, qui n'est pas la même pour toutes, est inégalement arrondie, un peu allongée. Leurs dimensions varient beaucoup. Il en est qui ne se composent que de cinq ou six glandules réunies et faciles à compter ; d'autres, au contraire, sont constituées par un très-grand nombre de ces organes et offrent une étendue de 2, 3 et même 4 centimètres de longueur. La distance qui les sépare les unes des autres n'a non plus rien de constant ; parfois elles ne laissent entre elles qu'un espace de quelques centimètres, mais le plus souvent de 50, 60 centimètres, et même de 1 mètre.

Le nombre de ces glandes de Peyer est très-variable. Meckel, qui les a indiquées très-exactement, l'évalue à plus d'une centaine. Mes observations à cet égard s'accordent tout à fait avec les siennes, car en minimum j'en ai compté cent deux, et en maximum cent cinquante-huit. Du reste, il n'est pas toujours facile de déterminer exactement leur quantité, car sur certains sujets elles sont peu apparentes, plus ou moins grandes, espacées, et distinctes les unes des autres.

Leur structure est des plus simples. On voit très-manifestement à l'œil nu qu'elles résultent de la réunion d'un certain nombre de follicules logés dans l'épaisseur de la muqueuse et s'ouvrant à sa surface par un large orifice. Lorsque l'intestin est un peu congestionné, on distingue les vaisseaux qui se ramifient dans l'intérieur de la plaque et viennent former un petit cercle autour de chaque granulation ; enfin, quand elles sont hypertrophiées, comme cela se remarque assez souvent, au moins partiellement, on voit leurs ouvertures remplies par une matière jaunâtre assez consistante qui se détache avec facilité, en laissant à sa place la cavité qu'elle avait considérablement distendue. L'inspection microscopique ne saurait guère en apprendre davantage.

Leur développement est très-précoce. Du cinquième au sixième mois de la vie fœtale, on commence à les voir chez les solipèdes. A cette époque, les petites glandules qui les composent par leur réunion sont tout à fait distinctes les unes des autres. Ce n'est que plus tard qu'elles semblent se confondre dans leurs points de contact, pour prendre les caractères qu'elles doivent conserver toute la vie.

Quant à leurs usages, ils ne sont pas bien connus. Généralement on les regarde comme servant à la sécrétion du mucus qui enduit la muqueuse intestinale, sans qu'on puisse dire si c'est là leur unique fonction et si le mucus qu'elles produisent est identique à celui sécrété par les autres points de l'intestin.

Indépendamment des glandules duodénales, des follicules solitaires et des glandes agglomérées, on trouve encore dans l'intestin grêle, selon quelques anatomistes, des glandules microscopiques allongées, tubuliformes, pressées les unes contre les autres, et découvertes par Lieberkhün. L'existence de ces petits organes glanduleux est contestée par plusieurs auteurs de mérite. Cuvier les regarde comme une pure supposition, et M. Cruveilhier est porté à croire qu'ils doivent être assimilés aux globules que le microscope fait apercevoir dans tous les tissus.

VII. Dans le bœuf, l'intestin grêle, beaucoup plus long et plus étroit que chez les solipèdes, est attaché au bord inférieur d'un mésentère qui renferme entre ses deux lames les différents replis du gros intestin. Ses trois régions peuvent à peine être distinguées l'une de l'autre, car la première n'offre qu'un renflement ovoïde très-allongé qui se continue sans démarcation avec le reste, et la dernière n'a pas un calibre sensiblement moindre que la portion flottante; néanmoins elle est, comme dans les autres animaux, pourvue du petit mésentère accessoire destiné à la fixer au cœcum.

Le duodénum est séparé de la caillette par un bourrelet pylorique sensible au toucher, dont l'ouverture est très-étroite. Sa muqueuse, à peine plissée, n'offre pas ces saillies irrégulières qui sont si remarquables chez les solipèdes; les glandules de Brunner ne forment pas au-dessous d'elle une couche aussi épaisse et aussi continue; elles sont assez grosses et disséminées, principalement autour des canaux biliaire et pancréatique; plus loin elles se rapetissent, deviennent clairsemées, et enfin disparaissent complètement.

A 16 centimètres du pylore suivant Cuvier, 33 et plus suivant Meckel, 10 et quelquefois 30 d'après M. Lavocat, viendrait se terminer le canal cholédoque, en laissant bien loin derrière lui le canal pancréatique. J'ai trouvé cette distance beaucoup plus considérable. Ainsi, sur une vache de grande taille, le canal biliaire s'insérait, en formant un prolongement en massue, sur la muqueuse duodénale à 75 centimètres du pylore, et, sur une autre plus petite, à 62 centimètres. Le canal pancréatique ne se terminait par un orifice unique qu'à 42 centimètres plus en arrière.

Dans toute sa longueur l'intestin a un calibre à peu près uniforme, des parois minces et une muqueuse fine, de texture très-délicate. Ses villosités, que Cuvier compare à des écailles très-fines, sont d'une excessive ténuité; elles sont disséminées d'une manière à peu près régulière, au moins dans les parties antérieures, car Meckel les dit plus fortes et moins nombreuses à la fin de l'intestin qu'au commencement; elles n'existent pas seulement dans les intervalles des glandes de Peyer, mais elles se trouvent encore sur ces glandes mêmes, comme M. Delafond l'a fait remarquer et comme il est facile de s'en convaincre en examinant sous l'eau une de ces plaques.

Les glandes conglomérées sont très-grandes, mais moins nombreuses que chez les solipèdes. Elles ne commencent à se montrer qu'après l'insertion du conduit pancréatique, à 1 mètre environ loin du pylore, en affectant d'abord des formes irrégulières, mal circonscrites. De ce point elles varient par leur longueur, qui est généralement de 10, 15, 20, 25 centimètres, quelquefois même de 30, quoique l'anatomiste allemand, que j'ai déjà maintes fois cité, ne la porte que de 1 à 4 pouces; l'avant-dernière dépasse souvent de beaucoup la plus considérable de ces dimensions, puisque je l'ai trouvée une fois de 50 centimètres de longueur sur trois de largeur. Elles ne sont pas réparties régulièrement sur le trajet de l'intestin grêle, et se trouvent d'autant plus éloignées les unes des autres qu'on les considère plus loin du duodénum. Ainsi, sur un sujet j'en ai compté seize dans le premier quart de l'intestin, quinze dans le second, onze dans le troisième et neuf seulement dans le quatrième ; c'était donc, conséquemment, dix de plus sur la moitié antérieure que sur la postérieure. Leur nombre, porté par Meckel à une trentaine, est bien plus considérable si on a le soin de compter les petites comme les plus grandes. J'en ai rencontré de trente-huit à cinquante et une extrêmement apparentes. Il est bon, quand on veut en déterminer le nombre, de faire passer de l'eau dans l'intestin très-lentement, car elles se détruisent avec une grande facilité, à tel point que, si le courant est un peu fort, elles se détachent avec le mucus qui les recouvre. La distance qui les sépare les unes des autres n'a rien de fixe, quoiqu'elle soit moins variable que chez les autres animaux ; en général elle est de 50 centimètres, 1 mètre, 1 mètre 50 centimètres. Il n'y a d'exception à cet égard que pour l'espace séparant les deux dernières glandes, espace que j'ai vu une fois de 4 mètres 20 centimètres et une autre de 4 mètres 57 centimètres. Cette particularité fort remarquable, qu'on retrouve à un moindre degré parmi les petits ruminants, met ces animaux en opposition avec les autres espèces domestiques.

Leur position n'a rien de fixe ; si la plupart s'observent à la partie inférieure de l'intestin, il en est plusieurs qui sont sur les côtés et même quelques-unes qui répondent à l'insertion du mésentère, mais ces dernières dispositions sont rares. Il semble que ce soit là en quelque sorte un acheminement vers ce qui est ordinaire chez les carnassiers.

Leur forme est celle d'une bandelette, allongée, peu régulière, à bords quelquefois ondulés, à extrémités obtuses, bandelette criblée de larges ouvertures, donnant aux glandes l'aspect, en miniature, d'un gâteau de miel ou du réseau des ruminants.

Ces organes, dont les lésions sont peu connues, mériteraient de fixer l'attention des vétérinaires à cause des altérations dont elles deviennent le siége, surtout dans les affections typhoïdes épizootiques. Nul doute qu'à cet égard l'anatomie pathologique de l'intestin n'ait beaucoup à apprendre.

VIII. Dans le mouton et la chèvre, l'intestin ressemble tout à fait par sa disposition extérieure et sa structure à celui des bêtes bovines; cependant il en diffère par quelques particularités peu importantes. De même que dans ces dernières, le renflement duodénal est à peu près nul, mais le canal biliaire se réunit avec le canal pancréatique pour se terminer, d'après Cuvier, à 2 décimètres loin du pylore, et de 30 à 45 centimètres d'après mes propres observations. Les villosités sont peu développées, mais les plaques agminées sont fort belles; elles s'observent seulement à 80 centimètres, 1 mètre, 1 mètre 1/2 après la naissance de l'intestin grêle. Les premières sont ordinairement courtes et irrégulières; celles qui viennent ensuite sont plus allongées, ellipsoïdes, et ressemblent assez bien à des feuilles linéaires ou lancéolées. Elles ont depuis 1 centimètre jusqu'à 1 décimètre de longueur. La dernière surpasse toutes les autres par ses diverses dimensions, car elle a plus de 2 décimètres de longueur. Cette plaque de l'iléon, qui finit sur le prolongement de l'intestin grêle dans le cœcum, est moins grande dans les herbivores domestiques que dans les carnassiers et le porc, chez lequel elle offre un développement très-considérable.

Quant au nombre des plaques gaufrées et à la distance qui existe entre elles, on ne peut rien assigner de constant. Une fois j'en ai compté vingt-huit, une autre fois trente-trois; et, sur les deux sujets, tantôt les glandes de Peyer n'étaient éloignées que de quelques décimètres, tantôt, mais plus rarement, elles étaient séparées par un espace de 1 mètre a

1 mètre 50 centimètres. Sur un troisième sujet, le premier quart de l'intestin en présentait douze assez petites et mal circonscrites, le second quart en offrait treize déjà plus grandes, mieux dessinées, le troisième huit encore plus belles, et le quatrième sept seulement. C'était donc vingt-cinq pour la moitié antérieure et quinze pour la postérieure. Entre l'avant-dernière plaque qui avait 15 centimètres de longueur et la dernière qui en présentait 20, existait un espace de 2 mètres 35 centimètres, tout à fait dépourvu de glandes de Peyer. Seulement on y rencontrait beaucoup de ces follicules solitaires, si abondants dans la dernière moitié de l'intestin grêle.

IX. Dans le porc, l'intestin grêle forme une masse tout à fait distincte de celle du gros intestin : masse suspendue à un mésentère qui renferme, entre ses deux lames, une rangée sinueuse de ganglions noyés au milieu d'une couche épaisse de graisse. Sa portion duodénale a un renflement qui, quoique très court, est assez prononcé. C'est au niveau de cette dilatation et à 3 centimètres du pylore que vient à peu près invariablement se terminer le canal biliaire. Cuvier, en plaçant cette terminaison à 2 centimètres seulement de l'orifice pylorique, se demande si elle ne pourrait pas expliquer la voracité de cet omnivore. Le canal biliaire, en s'ouvrant dans l'intestin, laisse derrière lui le conduit pancréatique, qui s'abouche à 10, 12, 15 centimètres plus loin, d'après le même naturaliste.

Les glandes de Brunner sont excessivement développées chez le porc ; elles forment sous la muqueuse du duodénum une couche épaisse qui s'amincit progressivement en s'éloignant du pylore, pour ne disparaître souvent qu'après un trajet de 50 à 60 centimètres. C'est à peu près à partir de 35, 40, 60, 82 centimètres loin de la naissance de l'intestin que se rencontrent les premières plaques gaufrées, qui sont en général plus petites et moins régulières que celles qui suivent. Ces dernières ressemblent à des feuilles de saule; elles sont ellipsoïdes et terminées en pointe à leurs extrémités; leur longueur varie dans les limites de 1 à 12 centimètres, mais les plus nombreuses en ont de 5 à 6. L'aspect des granulations et des ouvertures de ces plaques est le même dans toutes, excepté dans la dernière, qui est fort remarquable. Cette bandelette glanduleuse, que les auteurs d'anatomie comparée ont signalée sans en indiquer l'étendue, a depuis 1 mètre 1/2 jusqu'à 2 mètres et plus de longueur; elle commence en une pointe effilée très-régulière qui s'élargit progressivement en marchant vers l'orifice cœcal de l'intestin, où elle se termine sur la saillie que cet intestin forme dans le cœcum. D'abord elle n'a que 1 centimètre de largeur, bientôt 2, 3, puis une largeur égale au tiers et quelquefois même à la moitié du cylindre intestinal; ses granulations sont très-petites et leurs orifices à peine visibles, du moins à l'origine, car vers la fin ils deviennent bien apparents. Cette dernière plaque, dont l'existence est constante, diffère sensiblement suivant les sujets; sur quelques-uns elle est à peine apparente; sur d'autres elle produit une forte saillie longitudinale à la surface de la muqueuse; enfin quelquefois elle est malade, ses granulations sont hypertrophiées et leurs ouvertures remplies par un petit disque jaunâtre, noir à son centre : c'est ce que j'ai vu deux fois sur la saillie de l'intestin grêle dans le cœcum.

Le nombre des glandes agminées ne varie pas moins ici que dans les autres espèces. Sur un premier sujet j'en ai compté vingt-trois, sur un second vingt-six, sur un troisième trente-trois et sur un quatrième vingt-cinq. Elles sont réparties à peu près en quantité égale dans les deux moitiés de l'intestin grêle, mais celles de la dernière sont plus belles et plus grandes que les autres. La distance qu'elles laissent le plus communément entre elles est de 30, 40, 50 centimètres ; néanmoins elle va jusqu'à 1 mètre et 1 mètre 1/2.

Telle est l'indication sommaire des principales particularités relatives aux glandes agminées du porc, découvertes par Pechlin en 1772, glandes qui très-probablement sont malades dans plusieurs affections intestinales et typhoïdes, et qui à cause de cela méritent d'être soigneusement étudiées. Pour mon compte, je les ai trouvées altérées sur deux sujets : l'un mort à la porcherie de l'Ecole, l'autre sacrifié à la suite d'une maladie des articulations qui l'avait conduit au marasme.

L'intestin grêle des animaux que nous venons de passer en revue offrait généralement, avec une longueur considérable, des parois minces et des villosités d'une extrême ténuité ; celui des carnassiers, au contraire, se présentera avec des parois épaisses, des villosités très-développées, et avec une longueur beaucoup moins grande.

X. Sa première partie, chez le chien, est à peine renflée et peu distincte du sac droit de l'estomac, dont elle n'est séparée que par un léger étranglement. Le canal cholédoque, qui, selon Cuvier, vient s'ouvrir avec une branche du conduit pancréatique à 4 centimètres du pylore, a une insertion variable suivant les races et la taille des individus. Elle a lieu ordinairement plus loin du pylore que ne l'a indiqué le savant naturaliste, et quelquefois même de 10 à 12 centimètres, ainsi que je l'ai observé sur des chiens de grande taille. Ce n'est qu'à 2 centimètres 1/2 en arrière de cette insertion que vient, d'après lui, se terminer le principal canal pancréatique, tandis que dans la plupart des cas c'est depuis 5 jusqu'à 10 centimètres.

La membrane muqueuse, qui est à peine ridée, se trouve dans toute la longueur de l'intestin hérissée de villosités énormes, serrées les unes contre les autres, de même que chez le chat, l'ours et la plupart des carnassiers ; aussi est-ce à cause de cette particularité, connue depuis longtemps, que ces animaux ont été choisis pour les recherches nombreuses qui ont été entreprises sur les formes et la structure de ces petits organes. D'abord très-longues dans la partie antérieure de l'intestin grêle, elles se raccourcissent insensiblement en s'approchant de l'iléon, avec lequel elles disparaissent après avoir tapissé, non-seulement les espaces qui séparent les glandes de Peyer, mais encore la surface de ces glandes, comme du reste Cuvier l'a fait observer pour la dernière plaque de l'intestin grêle du chat. Après un trajet de 16 à 45 centimètres au delà du pylore apparaît le plus souvent la première plaque gaufrée, qui est suivie d'une série d'autres de plus en plus distinctes et en nombre variable. Meckel, qui sur beaucoup de points est allé plus loin que son célèbre rival, a porté ce nombre de vingt à trente, quoique dans la plupart des cas on en trouve moins. D'après mes propres recherches, il n'y en aurait en minimum que seize et en maximum que vingt-quatre. A quoi peut tenir cette différence dans les résultats ? Je ne sais, mais je suis porté à croire que la cause principale en est dans la facilité avec laquelle on en laisse échapper quelques-unes, si on ne les compte plusieurs fois de suite.

Elles sont réparties à peu près en quantité égale dans les deux moitiés de l'intestin ; cependant la seconde en présente souvent plus que la première. Partout elles sont ou circulaires, ou ovoïdes, ou irrégulières. Leur diamètre est de 1, 2, 3, 4 centimètres. La dernière en a souvent 20, 25, et même de 30 à 40, mais elle n'est pas toujours très-apparente ;

toutefois elle accompagne l'intestin grêle jusqu'à sa terminaison au cœcum, ainsi que sur le porc, le chat, le lapin, etc. Leur situation n'a rien de fixe, puisqu'il s'en trouve en bas, en haut et sur les côtés de l'intestin. Quant aux espaces qu'elles laissent entre elles, ils varient depuis 5, 10, 20 jusqu'à 30, 40 et 50 centimètres.

XI. L'intestin grêle du chat, proportionnellement plus court que celui du chien, a des parois encore plus épaisses et légèrement bosselées ou ondulées à l'extérieur. Sa partie duodénale n'a pas de renflement bien prononcé et n'est séparée du pylore que par un faible rétrécissement. Le canal biliaire, réuni au canal pancréatique, s'ouvrirait, d'après Cuvier et M. Lavocat, à 3 centimètres de l'orifice pylorique; mais cette distance est loin d'être constante, car je l'ai trouvée de 2 1/2 jusqu'à 6 centimètres. Les villosités, déjà si grandes chez le chien, sont ici encore plus apparentes et peut-être plus touffues. Il devait en être ainsi à cause de la brièveté extrême du canal intestinal, et ce qui tend à le prouver, c'est qu'elles diminuent de longueur et de volume à mesure que l'intestin s'allonge, comme Meckel en a fait la judicieuse remarque au sujet du phoque, dont l'intestin n'a que des villosités très-petites, mais, en compensation, une longueur plus considérable que chez les autres carnassiers. Ce qui vient encore appuyer cette manière de voir, c'est que, d'après la belle observation de Rudolphi, elles manquent chez la taupe, où de nombreux plis longitudinaux et ondulés en tiennent lieu.

A 25 ou 30 centimètres du pylore commencent les plaques gaufrées qui se trouvent pour la plupart au bord inférieur de l'intestin, excepté la dernière, dont le bord supérieur correspond souvent à l'attache du mésentère. On n'en compte que quatre, cinq ou six; cependant, si le nombre que Meckel a donné en général pour les diverses espèces du genre chat était applicable au chat domestique, on en compterait jusqu'à sept, chiffre que je n'ai jamais rencontré sur les sujets que j'ai eu occasion d'examiner. Ces plaques glanduleuses sont circulaires, quelquefois ellipsoïdes ou allongées, d'une longueur de 1 à 2, 3 centimètres. La dernière est encore dans cette espèce la plus grande de toutes, puisqu'elle atteint souvent une étendue de 8, 10 et 12 centimètres; c'est aussi la plus apparente, la mieux dessinée. Les autres sont plus enfoncées, plus cachées par les villosités qui les recouvrent, et présentent des grains plus fins, à tel point que sur certains sujets on les aperçoit difficilement. Elles laissent entre elles des intervalles qui varient de 8 à 40 ou 50 centimètres.

D'après ce qui précède, on voit que les glandes de Peyer ont un cachet spécial chez le chien et le chat, d'abord parce qu'elles sont couvertes de villosités, et ensuite parce qu'au lieu de petites cavités ou cellules semblables à celles des autres animaux, elles ne présentent à leur surface que de petits grains arrondis, isolés, assez éloignés les uns des autres et sans orifices apparents à l'œil nu. Cette disposition particulière les rend si peu distinctes qu'en ouvrant un intestin imparfaitement lavé, on n'en voit souvent aucune; il est alors nécessaire de bien l'agiter sous l'eau, et même de passer sur la muqueuse le dos du scalpel afin d'en détacher l'épaisse couche de mucus qui la recouvre. Sans ces précautions il serait difficile de les bien étudier, et surtout de les compter avec exactitude.

XII. Dans le lapin, l'intestin grêle a des parois très-minces, presque transparentes quand elles sont distendues par l'insufflation. Il est bien séparé de l'estomac par un bourrelet pylorique énorme et fort large, mais ne présente pas de renflement duodénal. Le canal cholédoque s'insère isolément à 1 centimètre 1/2 ou 2 centimètres du pylore. Ce rapprochement considérable paraît être la règle chez les rongeurs, car Cuvier dit que le plus souvent chez ces mammifères le canal biliaire se termine seul très-près de l'orifice pylorique, en laissant bien loin derrière lui le canal pancréatique. M. Bernard, dans ses belles recherches sur le pancréas, vient tout récemment d'indiquer que sur le lapin le conduit pancréatique s'ouvre à 35 centimètres au delà du canal excréteur du foie. En cherchant à vérifier cette assertion, je l'ai vu s'insérer deux fois à 54 centimètres et une troisième à 65 centimètres loin du premier. Cette insertion est donc très-variable.

Les villosités sont encore ici assez apparentes, quoique très-fines; les glandes de Peyer peu nombreuses, excessivement épaisses et visibles à l'extérieur, surtout lorsque l'intestin est lavé et insufflé. Dans aucune autre espèce elles ne sont plus belles et plus faciles à étudier que dans celle qui nous occupe. Rudolphi en portait le nombre de quatre à six, mais on en trouve quelquefois davantage. Ainsi, sur quatre sujets que j'ai examinés, deux en offraient six, un autre sept et le dernier huit. La première se rencontre de 60 à 70 centimètres au delà du pylore, et la dernière accompagne l'intestin grêle à sa terminaison. Celle-ci est fort remarquable; à elle seule elle occupe une surface presque aussi grande que toutes les autres réunies; elle tapisse un énorme renflement de l'intestin grêle, que les naturalistes ont appelé avec raison *poche glanduleuse*. Sa longueur est ordinairement de 3 à 4 centimètres; toutes les autres, bien moins grandes que celle-ci, n'ont que 1 centimètre 1/2 ou 2 centimètres de diamètre; elles sont régulièrement circulaires ou un peu ovoïdes et pourvues de larges ouvertures; enfin elles laissent entre elles des espaces qui varient de 3 à 40 et 50 centimètres.

XIII. Pour terminer ce qui est relatif à l'intestin grêle, je n'ai qu'un mot à dire des oiseaux domestiques. Chez eux, cette partie du tube digestif est suspendue à l'extrémité d'un large mésentère. A son origine elle forme une anse dont les deux portions fort rapprochées entourent le pancréas, et à sa terminaison elle se trouve accolée par des freins mésentériques aux deux cœcums. Son calibre est à peu près uniforme ; partout ses villosités sont très-grandes, et d'autant plus qu'on s'approche davantage de l'estomac. Quant aux glandes agminées, elles paraissent manquer dans la poule et se retrouver dans le coq d'Inde ; ce serait même sur cet oiseau que Peyer, si on en croit Portal, les aurait observées pour la première fois. En examinant l'intestin pour m'assurer de leur existence, j'ai trouvé en effet trois plaques, dont l'une avait plus de 2 centimètres de diamètre, et qui toutes trois offraient à l'œil nu l'aspect des véritables glandes conglomérées. Mais, en les étudiant à la loupe, elles ne m'ont pas paru de la nature des glandes de Peyer qu'on observe chez les autres animaux, de sorte que leur identité me semble douteuse. Le microscope seul peut trancher la difficulté.

§ III. — L'intestin grêle en se réunissant au gros intestin laisse sur un des côtés de son insertion un appendice plus ou moins développé, de forme très-variable, terminé en pointe mousse ou aiguë que l'on désigne sous le nom de cœcum. Cet organe, dont l'importance est très-grande, si on en juge par son énorme volume chez la plupart des herbivores, est loin d'avoir une existence constante, même dans la classe des mammifères, car il manque, disent les naturalistes, chez les chauves-souris, les loirs, le hérisson, certains cétacés, et chez plusieurs autres espèces appartenant à différents ordres. Le plus souvent simple et dépourvu d'appendice vermiforme, il est quelquefois multiple, comme le daman nous en montre un exemple. Double dans la plupart des oiseaux, cet organe s'atrophie et disparaît en descendant les degrés de l'échelle animale : déjà on n'en trouve que des rudiments parmi les reptiles (et encore n'est-ce que par exception); enfin on n'en rencontre plus aucune trace chez les poissons où il n'y a plus de démarcation entre l'intestin grêle et le gros intestin.

Ce réservoir est, comme on le sait, beaucoup plus développé, en général, chez les herbivores que chez les carnassiers, plus dans les espèces qui ont l'estomac petit que dans celles qui l'ont d'une grande capacité. Depuis longtemps cette loi si remarquable a porté les physiologistes à le regarder comme un second estomac servant, quoique d'une manière différente, à l'élaboration et à l'absorption des aliments et des liquides. Quel que soit du reste son volume, on le voit se présenter sous deux formes bien caractérisées. Sous la première il est conique, bosselé dans toute sa longueur, arqué à son origine, pourvu ou non de bandes longitudinales, et séparé du gros intestin par un étranglement, comme dans les solipèdes et le lapin. Sous la seconde il est en général cylindrique, plus rarement terminé en cône, dépourvu de bandes longitudinales, de bosselures, de valvules conniventes, non recourbé en arc à sa naissance et nullement séparé du colon par le moindre rétrécissement. C'est à cette dernière catégorie que se rattache le cœcum des ruminants et des carnivores.

Examinons ses principales dispositions dans chacune de nos espèces domestiques.

XIV. Incurvé en arc, lisse, sans bosselures à son origine, le cœcum des solipèdes descend de la face inférieure du rein droit en suivant l'hypochondre du même côté pour porter sa pointe tout près de l'appendice abdominal du sternum. D'abord longé seulement par deux bandes, puis successivement par trois, par quatre, il en perd bientôt une première, puis une seconde, de telle sorte qu'à son extrémité libre il n'en conserve que deux qui disparaissent en s'amincissant sur cette extrémité. C'est au-dessous de l'insertion de l'intestin grêle que se montrent les bosselures et les valvules conniventes qui dans les mouvements péristaltiques de l'organe se changent alternativement les unes dans les autres, ainsi qu'on peut s'en convaincre en examinant l'intestin d'un cheval tué rapidement et ouvert aussitôt après la mort.

Le cœcum, tel qu'il est délimité par les auteurs d'anatomie vétérinaire, comprend en réalité une partie du gros intestin : tout ce qui dépasse du côté du colon la terminaison de l'intestin grêle n'appartient pas au cœcum. Aussi, dans les traités d'anatomie comparée, ce que nous appelons l'arc du cœcum est considéré comme la naissance, la crosse du gros intestin ; sans cela il serait impossible d'assigner une délimitation rigoureuse au cœcum chez les animaux où il n'est ni arqué ni séparé du colon par un étranglement, comme cela s'observe sur le bœuf, le mouton, le porc, etc.

C'est à la partie concave de l'arc du cœcum que vient se terminer l'intestin grêle, en formant, ainsi que dans la plupart des animaux, un prolongement comparable à celui du col de l'utérus au fond du vagin, prolongement qui fait l'office d'une valvule circulaire destinée à mettre obstacle au reflux des matières alimentaires. Non loin de cette saillie se voit l'ouverture par laquelle le réservoir cœcal communique avec la portion repliée du colon. Vue sous l'eau, cette ouverture paraît fort petite et presque entièrement fermée par le pli considérable qui répond à l'étranglement du gros intestin au point où il fait suite au cœcum. Mais entre les deux on n'aperçoit nulle trace de ce qu'on a voulu rapporter à la valvule de Bauhin ou à la valvule iléo cœcale. De quelque manière qu'on envisage l'intestin, soit insufflé, soit plein d'eau, il est impossible d'en trouver même les moindres vestiges. Aussi suis-je disposé à croire que la valvule de Bauhin, envisagée ainsi, n'est qu'une pure fiction non-seulement dans le cheval, mais encore dans toutes nos espèces domestiques. Si au contraire la valvule iléo-cœcale n'est autre chose que la saillie de l'intestin grêle plus ou moins allongée, épaisse et mobile, son existence ne souffre aucune exception.

La muqueuse qui tapisse le cœcum est mince, plissée, molle, extensible, d'une teinte jaune brunâtre; elle glisse avec facilité sur la tunique musculeuse dont elle est séparée par un tissu cellulaire mou, lâche, qui devient fréquemment le siége d'infiltrations séro-sanguinolentes dans les congestions et les inflammations intestinales. Dépourvue de villosités apparentes à l'œil nu, elle ne présente que quelques follicules solitaires disseminés çà et là, difficiles à voir sur certains sujets, très-apercevables au contraire sur d'autres. Enfin, elle n'offre pas, comme chez le bœuf, le porc, le lapin, le chat, des glandes conglomérées presque identiques a celles de l'intestin grêle, glandes sur lesquelles nous reviendrons tout à l'heure.

Le cœcum des solipèdes, arqué à sa naissance, séparé du gros intestin et par une courbure et par un étranglement qui font saillir autour d'une ouverture déjà très-petite des plis destinés à la rétrécir encore davantage, est donc admirablement disposé pour retenir longtemps les liquides et les matières alimentaires. Évidemment cette remarquable disposition, jointe à un volume énorme, doit donner à ce réservoir des fonctions infiniment plus importantes chez ces animaux que chez les autres mammifères où il est bien moins développé. Mais ces fonctions spéciales ne sont pas bien connues. Seraient-elles, comme le professe mon savant et honorable maître M. Lecoq, d'absorber à la fois les liquides et les molécules nutritives qui auraient échappé à l'action des chylifères de l'intestin grêle? Il est à désirer que les physiologistes viennent jeter quelques lumières sur cette intéressante question.

XV. Beaucoup moins développé que celui du cheval, le cœcum du bœuf est dirigé en sens inverse; sa pointe, au lieu d'être tournée en avant, est portée vers la cavité pelvienne. A peu près cylindrique, et légèrement courbé suivant le sens de sa longueur, il se continue sans nulle démarcation avec le colon, et se termine par une extrémité mousse régulièrement arrondie. Dans aucun point de son étendue on ne trouve la moindre trace de bandes longitudinales, de bosselures et de valvules conniventes; les seules saillies qu'on y aperçoive sont formées par les divisions artérielles, accompagnées de leurs veines satellites et entourées d'une certaine quantité de graisse.

Le prolongement de l'intestin grêle est beaucoup plus mince et moins saillant que chez les solipèdes, il semble quelquefois divisé en deux lèvres inégales, molles, flasques et susceptibles de s'appliquer exactement l'une à l'autre pour fermer l'orifice de l'iléon. A côté de ce prolongement se trouve un amas de gros follicules à larges couvertures, plus ou moins serrés les uns contre les autres, recouvrant une surface d'environ un décimètre de diamètre et constituant par leur ensemble une véritable glande de Peyer qui ne diffère pas essentiellement de celles qu'on observe dans l'intestin grêle; cette plaque glanduleuse existe toujours, mais n'offre pas constamment les mêmes formes et les mêmes dimensions.

La membrane muqueuse du cœcum, sensiblement plus épaisse, plus résistante que celle de l'intestin grêle, n'offre rien de bien essentiel à noter, si ce n'est qu'elle est légèrement plissée en divers sens.

XVI. Dans les espèces ovine et caprine, le cœcum a la même forme, la même disposition que dans le bœuf; l'intestin grêle y forme un prolongement fort peu apparent qui disparaît quand on exerce la moindre traction sur l'iléon. A 10, 12 centimètres de ce prolongement existent, sur la muqueuse du colon, plusieurs plaques gaufrées irrégulières, dont la première a souvent un décimètre de longueur, sur une largeur beaucoup moindre; les autres sont beaucoup plus petites.

XVII. Le porc a un cœcum d'une certaine ressemblance avec celui du cheval. Pourvu de trois bandes longitudinales, comme l'a fait remarquer Cuvier, il est bosselé irrégulièrement à l'extérieur et rendu anfractueux intérieurement par la présence de valvules conniventes assez développées. A sa naissance il n'est séparé du colon par aucun rétrécissement, par aucune courbure, comme cela s'observait chez les ruminants. La saillie que l'intestin grêle forme dans sa cavité est longue, épaisse, et plus développée proportionnellement que sur les animaux solipèdes. Cette saillie n'est pas seulement remarquable par sa longueur, elle l'est encore par la présence de follicules très-gros sur la muqueuse qui la tapisse, follicules que j'ai trouvés hypertrophiés sur deux sujets, et qui paraissent appartenir à la longue plaque de l'iléon dont j'ai parlé précédemment. Non loin de cette saillie, et du côté du gros intestin, s'observent plusieurs glandes de Peyer, dont le nombre, la forme, l'étendue, sont assez variables; quelquefois ces plaques sont fort rapprochées, presque confondues; d'autres fois elles sont tout-à-fait distinctes et séparées les unes des autres. La plus grande a habituellement 5 à

6 centimètres de diamètre, la seconde est un peu plus étroite, et ainsi de suite, jusqu'à la dernière qui est très-petite.

XVIII. Le cœcum du chien, fort peu développé, est tordu en spirale sur lui-même, dépourvu de bandes, de bosselures et de valvules conniventes. Son extrémité libre forme une pointe assez effilée, sa base se continue sans démarcation avec le gros intestin. L'iléon s'y insère en formant un prolongement très-court et très-mince, souvent difficile à voir. La valvule de Bauhin, considérée comme différente du rebord qui entoure la terminaison de l'intestin grêle, n'existe pas même à l'état rudimentaire.

Celui du chat, excessivement court, recourbé en forme de bec, mousse à son extrémité libre, présente absolument la même structure; seulement la muqueuse, dans le point correspondant au fond du petit diverticulum, laisse voir les orifices d'un certain nombre de cryptes ou follicules à larges ouvertures, dont la réunion forme une véritable glande de Peyer. Cette remarquable particularité, déjà signalée par Cuvier, et méconnue des auteurs vétérinaires, se retrouve sous une forme encore plus curieuse dans le cœcum du lapin.

XIX. Chez ce dernier mammifère, le cœcum acquiert un volume énorme, proportionnellement bien plus considérable que chez les solipèdes, et que par conséquent chez tous les autres animaux; de plus, il offre une disposition intérieure qui est probablement unique dans la série animale. Considéré à l'extérieur, il affecte la forme d'un cône très-allongé, incurvé sur lui-même, alternativement renflé et rétréci, sur la longueur duquel on compte de vingt à vingt-cinq tours de spire. A l'intérieur, il est parcouru, depuis son origine jusqu'à environ 10 ou 12 centimètres de sa pointe, par un repli muqueux large de 1 centimètre à 1 centimètre 1/2, qui décrit une spirale de 20 à 25 tours, comme je viens de le dire. Cette valvule, qui augmente considérablement la surface muqueuse, et qui doit avoir une grande influence sur la marche des matières alimentaires, s'arrête vers la pointe du cœcum, qui alors est unie et tapissée complètement sur une longueur de 10, 12 ou 14 centimètres, par une couche glanduleuse non interrompue, à grains serrés et à ouvertures d'autant plus larges qu'on les examine plus loin de la pointe du réservoir.

La terminaison de l'intestin grêle a encore ici quelque chose de bien singulier. J'ai déjà dit ailleurs qu'il se renflait pour former une poche ou une ampoule tapissée par une couche glanduleuse : après cette dilatation qui touche au cœcum, il se rétrécit un peu, mais pas assez pour réduire son orifice à un petit diamètre ; ce qui vient en diminuer la largeur, c'est une valvule circulaire tout à fait semblable à l'iris, valvule dont le bord libre, au lieu de faire saillie dans la cavité du cœcum, regarde au contraire le centre de l'ouverture. Sur un des côtés de cette ouverture se trouve une plaque glanduleuse irrégulièrement, arrondie de 2 à 3 centimètres de diamètre.

De même que chez le cheval, le cœcum se réunit au colon en formant un coude, une véritable crosse, sans qu'il y ait cependant entre les deux un étranglement comme cela s'observe sur les solipèdes.

XX. Dans toutes nos espèces d'oiseaux domestiques, gallinacés et palmipèdes, les cœcums existent et sont au nombre de deux. Il n'y aurait d'exception, selon [illegible], que pour le pigeon, chez lequel ces appendices sont rudimentaires ou même manquent tout à fait. Chez les granivores ils sont, disent les naturalistes, généralement plus développés que chez les oiseaux de proie, ce qui est, du reste, parfaitement en harmonie avec ce qu'on observe parmi les mammifères. Contrairement à ce que nous avons vu jusqu'ici, les cœcums des oiseaux sont plus étroits à leur origine qu'à leur extrémité légèrement renflée, disposition qui les a fait comparer à une massue. Dans toute leur longueur ils sont fixés à la dernière portion de l'intestin grêle par d'étroites lames mésentériques. Lorsqu'on les examine à leur extrémité adhérente, on voit l'intestin grêle s'aboucher directement avec le gros intestin, et, de chaque côté de cette ouverture, les deux orifices étroits par lesquels les cœcums communiquent à la fois avec l'intestin grêle et le gros intestin. Il y a là quelque chose d'analogue à la terminaison des canaux efférents et des vésicules séminales dans les canaux éjaculateurs. Très-probablement le mécanisme qui, de l'intestin grêle, fait remonter les aliments dans les cœcums des oiseaux, est le même que celui qui fait refluer le sperme dans les vésicules séminales.

La muqueuse qui tapisse ces réservoirs n'a pas le même aspect partout. A leur base, elle est hérissée de petites pointes renflées à leur origine, qui sont des villosités ou des glandes, et présente quelques amas de longues et rudes villosités différentes des autres, autant par leur forme que par leurs dimensions. Dans le reste de leur étendue, elle est brune, verdâtre, plissée longitudinalement, surtout chez le coq d'Inde.

§ IV. — Le colon, qui a été divisé dans les solipèdes en *colon replié*, *colon flottant* et *rectum*, n'offre pas, dans la plupart des animaux, pour ne pas dire dans tous, ces trois sections distinctes. En effet, c'est en vain qu'on les chercherait sur le bœuf, le mouton et les autres ruminants ; c'est en vain qu'on voudrait les retrouver chez le chien, le chat, et en général chez tous les carnassiers. Partout, chez ces animaux, le colon a la même disposition extérieure, le même aspect, la même structure. Aussi nous n'attacherons à ces distinctions aucune importance sous le rapport de l'anatomie comparative. Sa première portion, que l'on appelle colon replié, commence, en réalité, comme nous l'avons dit, au niveau de l'insertion cœcale de l'intestin grêle, de sorte que ce qui est connu sous le nom d'arc du cœcum n'est autre chose que son origine renflée et incurvée sur elle-même. Néanmoins, en ne tenant pas compte du principe d'après lequel se trouve délimité le cœcum, on peut, avec une apparence de raison, faire partir le colon seulement de l'étranglement situé à une certaine distance de la terminaison de l'intestin grêle. Cet étranglement, particulier à l'intestin des solipèdes, présente à peu près la moitié du diamètre de la courbure pelvienne. Déjà très-prononcé à l'extérieur, il l'est encore plus à l'intérieur par le fait de la courbure dont il est le centre, par le plissement de ses parois et la saillie des duplicatures muqueuses, tout cela dans le but de faire séjourner les aliments, les liquides dans le cœcum, et de ne leur permettre de passer que par très-petites portions dans le gros intestin.

A partir de ce point, il se renfle, vient former la courbure sus-sternale, conserve un assez grand volume jusque près du bassin, se retrécit pour constituer la courbure pelvienne, se resserre encore à 40, 50 centimètres de cette courbure ; là son diamètre est réduit à son minimum, quoiqu'il reste cependant plus considérable que celui du rétrécissement par lequel commence la portion repliée du colon. On comprend sans peine que les aliments étant très-délayés quand ils passent du cœcum dans le colon, ils ne puissent s'arrêter au niveau du premier étranglement, tandis qu'au contraire ils peuvent trouver un obstacle difficile à vaincre et quelquefois même infranchissable un peu après la courbure pelvienne, puisque à cet endroit la consistance qu'ils ont acquise leur permet de se pelotonner avec facilité. C'est aussi là que s'arrêtent les pelotes stercorales dans la plupart des circonstances. Pendant un certain trajet, après ce deuxième retrécissement, le colon conserve un assez faible diamètre; mais bientôt il se renfle en se portant en arrière du diaphragme, du foie et de l'estomac où il décrit plusieurs ondulations que l'on a voulu distinguer sous les noms de courbures diaphragmatique, hépatique et gastrique, quoiqu'il soit tout à fait impossible de les reconnaître sur les pièces en place. Aussi M. Lecoq les confond, et avec raison, en une seule qu'il appelle gastro-diaphragmatique. C'est au niveau de cette courbure ondulée et de 30 à 40 centimètres avant la naissance de sa partie flottante que le colon a le diamètre le plus considérable, diamètre qui surpasse toujours celui du plus grand renflement qu'on observe au cœcum; enfin, après cette dilatation, le colon se rétrécit d'une manière presque subite, reprend, à peu de chose près, le calibre qu'il avait à la courbure pelvienne et se termine en donnant naissance à la portion flottante.

Sur toute sa longueur le colon replié est parcouru par plusieurs bandes dont le nombre et les dimensions ne sont pas les mêmes dans tous les points. Ainsi, à son origine, alors qu'il est très-dilaté et fortement bosselé, il en offre quatre dont trois s'amincissent et viennent disparaître avant la formation de la courbure pelvienne. A cette courbure il n'en reste plus qu'une seule et au bord concave, puisque le diamètre de l'intestin est très-réduit et qu'il n'existe plus de bosselures. Un peu plus loin, on en voit trois qui se prolongent jusqu'à la naissance du colon flottant; enfin, à cet endroit, une des bandes disparaît tandis que les deux autres se continuent sur la portion flottante. Cette disposition paraît constante, du moins je n'y ai pas observé de variations.

Ces rubans, plus ou moins larges et épais, ont été pendant longtemps considérés, sans contestation, comme étant de nature musculeuse, comme le résultat du rapprochement, de la disposition fasciculée des fibres longitudinales qui composent le plan superficiel de la tunique charnue. Aujourd'hui quelques anatomistes, se fondant sur ce qu'on n'aurait jamais vu leurs fibres se contracter même sous l'influence du fluide galvanique, et séduits du reste par les apparences, ont rapporté leur nature à celle du tissu fibreux ; c'est pourquoi Cuvier, qui partage cette dernière opinion, les qualifie toujours du titre de bandes tendineuses. Malgré la confiance qu'inspire une autorité aussi respectable, on ne peut s'empêcher de douter encore. En effet, de ce qu'on n'a pas vu leurs fibres se contracter s'ensuit-il qu'elles ne soient pas susceptibles de contractions? de ce qu'elles ont l'aspect brillant, nacré, du tissu fibreux, faut-il en conclure quelles en aient la nature, alors que cet aspect peut tenir à l'épaisseur des rubans, au rapprochement, à la condensation des fibres qui les composent? Enfin, de ce qu'elles ont pour usage mécanique de maintenir l'intestin plus raccourci qu'il ne le serait sans leur présence, doit-on admettre que la nature musculaire est incompatible avec cette destination, puisque sur l'animal vivant l'intestin n'est jamais allongé, distendu au point d'en exiger une contraction permanente? Si on n'a pas pu les faire se contracter, c'est peut-être parce qu'on n'a pas trouvé l'excitant susceptible de mettre en jeu leur motricité. Cette supposition n'a rien d'étonnant : longtemps on a cru que les ligaments étaient insensibles ; Bichat vint et démontra que les tiraillements et la torsion sont les moyens d'en éveiller la sensibilité, de leur arracher un cri de douleur. Ne pourrait-il pas en être de même de la motilité des bandes longitudinales de l'intestin? Pour mon compte, leur nature musculaire n'est pas douteuse. Car on les voit se contracter (celles du colon flottant) quand avec le scalpel on incise obliquement une lamelle et qu'on la renverse sur elle-même ; mais cette contraction n'est bien visible que sur le colon flottant et immédiatement après la mort. Du reste, si ces bandes étaient formées de tissu fibreux blanc, elles en auraient la consistance et la ténacité. Si elles étaient formées de tissu fibreux jaune, elles en posséderaient la couleur et l'élasticité. Or, elles n'ont ni la consistance ni la ténacité du premier, ni la couleur ni l'élasticité du second. Néanmoins la question ne peut être rigoureusement vidée que par l'analyse chimique et l'examen microscopique.

A part les bandes longitudinales, la membrane musculeuse ne présente aucune autre particularité bien digne d'attention. Quant à la muqueuse elle a comme au cœcum une grande mollesse, une teinte rosée sur l'animal vivant, jaune-verdâtre après la mort ; elle est lâchement unie à la membrane sous-jacente ; les énormes vaisseaux qui rampent sur la longueur de l'intestin envoient de grosses divisions qui, avant de pénétrer la membrane interne, forment un réseau abondant, ampliable, noyé dans le tissu cellulaire. Aussi cette couche sous-muqueuse se prête-t-elle avec facilité aux congestions, aux infiltrations dont elle est si souvent le siége dans les affections intestinales. Cette couche, si elle était plus dense, moins extensible, moins érectile, si je puis me servir de cette expression, opposerait un frein à l'afflux, à la stase des fluides dans son épaisseur, et préserverait la muqueuse, déjà si molle, contre leur accès trop facile au milieu de son tissu. Il n'est pas douteux que cette disposition, si éminemment exagérée chez les solipèdes, jointe au volume énorme et aux fonctions importantes dévolues à l'intestin de ces animaux, soit la raison essentielle de la fréquence comme de la gravité des maladies intestinales.

XXI. La seconde partie du colon ou la partie flottante, d'un diamètre à peu près uniforme dans toute sa longueur, est parcourue par deux bandes charnues, l'une au bord concave cachée par l'insertion du mésentère, l'autre apparente au bord opposé, lesquelles déterminent sur le trajet de cet intestin des bosselures régulières, séparées par de larges valvules conniventes, dans le but de le rendre propre à pelotonner les matières fécales et à les séparer en masses tout à fait distinctes les unes des autres. La texture de ses parois ne diffère pas essentiellement de celle du colon replié; seulement la muqueuse paraît moins molle et le tissu cellulaire sous-jacent moins abondant et moins lâche.

Enfin, le rectum, qui vient terminer le gros intestin, prend des parois très-ampliables. Sa musculeuse a ses fibres longitudinales réparties régulièrement sur toute sa circonférence; fibres qui, arrivées au niveau de l'anus, fournissent de gros faisceaux, dont les uns supérieurs vont s'implanter sous les os coccygiens, et dont les autres se continuent inférieurement pour constituer le ligament suspenseur du pénis. La muqueuse, ridée et plissée dans tous les sens, perd la couleur de celle du colon et prend une teinte rosée, que ne fait point pâlir le mince épithélium qui la tapisse. C'est par l'orifice de cet intestin, véritable fond percé du tonneau des Danaïdes (selon la poétique comparaison de Geoffroy-Saint-Hilaire), que la muqueuse digestive se continue avec la peau, et l'épithélium avec l'épiderme extérieur.

XXII. Chez le bœuf, le colon, qui se continue sans nulle démarcation avec le cœcum, présente une forme régulièrement cylindrique et un calibre à peu de chose près semblable dans tout son trajet, sans aucune trace de bandes longitudinales, et partant sans bosselures ni valvules conniventes. On conçoit que, par suite de cette disposition uniforme, il est impossible d'y retrouver les sections admises pour le cheval.

Maintenu entre les deux lames qui soutiennent inférieurement l'intestin grêle, le colon décrit entre elles et au milieu d'une couche adipeuse épaisse, un grand nombre de circonvolutions dirigées d'avant en arrière, dont la dernière, la plus supérieure, vient toucher à la naissance de l'intestin grêle pour aller ensuite se terminer par le rectum. A son origine il a exactement le même calibre que le cœcum, mais il diminue d'une manière insensible en s'éloignant de ce point, arrive à un calibre un peu supérieur à celui de l'intestin grêle, qu'il conserve longtemps ; enfin il ne se renfle de nouveau que vers sa partie postérieure, vers le rectum. C'est donc dans son milieu que le colon est plus étroit qu'à ses deux extrémités.

Sa membrane charnue, assez mince, n'est en contact avec la séreuse que sur les faces latérales des circonvolutions, de sorte qu'à proprement parler, le colon est dépourvu de tunique péritonéale. Cette membrane musculeuse se rapproche beaucoup par sa structure de celle de l'intestin grêle, puisqu'elle est comme elle composée de deux plans de fibres juxtaposés, l'un superficiel à fibres longitudinales, l'autre profond à fibres annulaires.

Sa muqueuse est plus dense, plus épaisse, plus résistante que celle du petit intestin. Elle présente, surtout au commencement et à la fin du colon, de gros plis irréguliers, d'autant plus prononcés qu'il est moins dilaté. Tout près de l'insertion de l'intestin grêle elle offre, comme je l'ai dit précédemment, des glandes de Peyer bien dessinées ; plus loin, à 80 centimètres, 1 mètre, 1 mètre 30, suivant les sujets, existe un point où la muqueuse, beaucoup plus épaisse, plus ridée qu'ailleurs, est parsemée de gros follicules à larges ouvertures, bien séparés les uns des autres et occupant une surface de plus de deux décimètres en longueur.

En résumé, ce qui frappe comme différence dans la structure du gros intestin du bœuf, c'est l'absence d'une tunique péritonéale, le manque des bandes longitudinales et des dispositions qui en sont la conséquence, la densité assez grande de la muqueuse, son adhérence plus intime avec la membrane charnue, la moindre quantité, la résistance plus grande du tissu cellulaire sous-muqueux, enfin le moindre développement du réseau vasculaire sous-jacent à la membrane interne.

Dans le mouton et la chèvre, même disposition, même structure du colon que chez le bœuf.

XXIII. Dans le porc, le colon est enroulé circulairement sur lui-même pour former une masse distincte de celle de l'intestin grêle, avec laquelle elle se lie néanmoins par la dernière portion, logée entre les lames du grand mésentère, et ramenée vers l'estomac avant de se terminer au rectum. D'autant plus renflé qu'on l'étudie plus près de son origine, il est pourvu, selon la remarque de Cuvier, de deux bandes longitudinales et même de trois tout près du cœcum, bandes assez prononcées à leur origine, mais qui deviennent de moins en moins apparentes à mesure qu'on s'approche de l'extrémité postérieure, vers laquelle elles disparaissent entièrement. Par le fait de la présence de ces rubans fort minces, le colon du porc a des bosselures et quelques valvules connivente.

La membrane muqueuse qui le tapisse est plus ou moins ridée suivant les endroits, parsemée de follicules solitaires disséminés irrégulièrement, plus gros, plus visibles sur certains sujets que sur d'autres, plus apparents vers la fin de l'intestin que dans le milieu. Jusqu'ici ils ne se sont pas présentés avec d'aussi grandes proportions, mais nous les verrons également très-gros et très-nombreux sur le colon du chien et du chat.

XXIV. Dans ces dernières espèces le colon est très-court, peu flexueux à cause même de sa briéveté, lisse, sans bandes ni bosselures à l'extérieur, sans valvules à l'intérieur. Il a à peu près partout le même calibre, si ce n'est à l'extrémité postérieure qui est légérement renflée. Sur les côtés de sa terminaison à l'anus existent deux poches, anciennement connues, analogues à celles qu'on trouve chez beaucoup d'autres carnassiers, poches à ouverture étroite, à fond dilaté, pleines d'une matière jaunâtre ou brunâtre et entourées d'une couche épaisse de glandules dont le produit est reçu dans ces espèces de diverticulums.

La muqueuse de ce gros intestin offre une grande quantité de follicules solitaires , très-visibles partout, mais plus gros et plus rapprochés dans le rectum que vers l'origine du colon.

XXV. Le colon du lapin nous reproduit quelques-unes des dispositions du gros intestin du cheval : renflé, bosselé dans sa première partie, pourvu de deux bandes à peine visibles, il se rétrécit bientôt , redevient régulièrement cylindrique, prend des parois excessivement minces et vient se terminer après avoir formé plusieurs circonvolutions irrégulières et entremêlées à celles des autres parties du tube intestinal.

La muqueuse de la portion bosselée offre un aspect insolite qu'on ne remarque dans aucune autre espèce domestique ; elle est couverte d'une infinité de petites saillies régulières , courtes, arrondies, pressées les unes contre les autres, sur la nature desquelles on n'est pas bien d'accord. Rudolphi les regarde comme des glandes. Pallas, Cuvier, Meckel pensent, au contraire, que ce sont des villosités, attendu , disent-ils , qu'elles ne sont pas pourvues de granulations et que la pression n'en fait pas suinter des mucosités. Ce qui paraît évident quand on les examine à la loupe, c'est qu'elles n'ont ni les caractères des glandules ni ceux des villosités, quoique cependant elles se rapprochent plus de l'aspect des premières que de l'aspect des secondes.

Chez les oiseaux, le gros intestin, très-court, se termine, comme chacun le sait, par un vestibule dilaté commun aux voies urinaires, digestives et génératrices, appelé cloaque. La muqueuse qui le recouvre offre de petites saillies analogues à celles dont je viens de parler et qui très-probablement sont de la même nature que celles du lapin.

§ V. — Jusqu'ici je ne me suis occupé que des traits principaux qui caractérisent la forme, la structure de l'estomac et de l'intestin, laissant de côté les choses que le microscope seul peut faire voir, et négligeant aussi tous les détails d'une description complète qui eussent été ici aussi déplacés qu'inutiles. J'arrive maintenant à la partie de mon travail qui se rapporte à la longueur et à la capacité des diverses parties du tube intestinal.

Pour ce qui a trait aux dimensions de l'intestin, soit d'une manière absolue, soit relativement à la longueur du corps, la science possède, depuis longtemps déjà, les remarquables travaux de Cuvier, dont les résultats semblent avoir été acceptés sans contestation, quoiqu'ils soient souvent assez éloignés de la vérité. Avant lui Bourgelat avait donné pour le cheval des chiffres peut-être plus exacts. Depuis, M. Girard et M. Lavocat ont donné des nombres nouveaux encore plus rapprochés de la vérité. Mais aucun de ces anatomistes n'a assigné les limites extrêmes entre lesquelles s'observent les variations, de telle sorte que, d'après leurs chiffres, les dimensions de l'intestin paraissent peu varier, alors qu'elles peuvent aller du simple au double, ainsi que je l'ai constaté relativement à l'intestin grêle du cheval.

XXVI. La longueur du tube digestif, si grande chez les herbivores, si faible chez les carnassiers et intermédiaire dans les omnivores, ne semble pas toujours en rapport avec le mode d'alimentation des espèces animales. Toutefois les exceptions à cette grande loi d'organisation ne sont qu'apparentes, comme l'auteur du *Règne animal* l'a fort bien fait observer. Ainsi le cheval qui est herbivore, comme le bœuf qui se nourrit à peu près des mêmes aliments, a un intestin moitié moins long que ce dernier; mais par compensation son intestin, renflé, bosselé sur plusieurs points, a une capacité au moins double et quelquefois triple de ce qu'elle est chez le ruminant. Aussi doit-on regarder l'étendue de la surface digestive comme la condition essentielle, soit qu'elle tienne à une plus grande longueur ou à une plus forte dilatation, puisque dans les deux cas le résultat final est identique.

On peut donc, avec les naturalistes, poser en règle générale que l'intestin est à son maximum de longueur chez les herbivores, à son minimum chez les carnassiers, et à sa moyenne chez ceux qui ont un régime mixte. Toutes les fois que dans les herbivores il sera moins long que ne le comporte la nature de l'alimentation, on le verra se dilater pour augmenter en largeur ce que la surface a perdu en longueur. De même, si dans quelques carnassiers il est plus long qu'il ne devrait être, c'est parce qu'il est plus étroit, plus resserré sur lui-même. Dans tous les cas, l'intestin étant donné, il est facile de trouver le régime d'une espèce quelconque, appliquant à cet organe le mot célèbre de Duverney : *Avec la dent d'un animal je dirai quelles sont ses mœurs.*

En comparant des espèces très-voisines, on peut constater l'influence immense du régime sur les dimensions de l'intestin, et concevoir, en quelque sorte, la possibilité de transformer une espèce carnassière en une espèce omnivore, et réciproquement. Ainsi on sait que le sanglier a l'intestin plus court que le cochon domestique, quoiqu'ils aient pour le reste exactement la même organisation ; on sait également que le chat, le lapin sauvage, ont cet organe beaucoup moins long que le chat et le lapin domestiques. Or ne semble-t-il pas évident que c'est en allongeant et en dilatant l'appareil digestif du chien et du chat qu'on a pu modifier leurs instincts, affaiblir leurs appétits sanguinaires, et leur rendre supportable une nourriture exclusivement végétale?

Quant à ce qui regarde la capacité des organes digestifs, il semble qu'on ait complètement négligé cet intéressant sujet d'études, car on ne trouve dans aucun auteur (du moins à ma connaissance) des évaluations même approximatives. C'est tout au plus si pour quelques parties, telles que l'estomac, le cœcum, on a cherché a donner quelques chiffres, en général peu exacts, dont je ferai mention à mesure que je passerai en revue les diverses espèces domestiques. D'après Bourgelat, le tube intestinal du cheval (y compris l'œsophage et l'estomac) a une longueur de 34 à 35 mètres. Sur cette longueur l'intestin grêle prendrait de 23 à 24 mètres et le gros intestin de 6 à 9 mètres. D'après M. Girard, elle serait de 21 mètres environ pour l'intestin grêle et de 8 mètres pour le cœcum, le colon et le rectum réunis ; en somme 29 mètres. Pour Cuvier, elle serait seulement de 25 mètres 189. Enfin, pour M. Lavocat, la longueur totale serait la même que celle donnée par M. Girard. Ces différences, quelque étendues qu'elles soient, n'indiquent certainement pas des erreurs matérielles dans les mensurations ; elles proviennent très-probablement autant des variations individuelles, dont on n'a peut-être pas tenu assez de compte, que du procédé mis en usage pour apprécier ces dimensions. Relativement à cette dernière cause de dissidence, M. Goubaux m'a fait observer, avec raison, qu'on ne doit pas arriver au même résultat si on mesure l'intestin déployé et privé de mésentère, au lieu de le mesurer alors qu'il est encore fixé à ce frein membraneux. Dans le premier cas on n'a nécessairement que la plus faible longueur ou celle du bord concave ; dans le second, si l'on suit le bord libre, on arrive au maximum, tandis que si on longe le milieu on trouve la longueur intermédiaire ou la moyenne la plus exacte. Ce dernier procédé étant très-difficile à mettre en usage et plus sujet à erreur que les autres, il est peu probable que quelqu'un s'en soit servi. Vraisemblablement on a toujours déployé l'intestin après avoir enlevé le mésentère. C'est aussi ce que j'ai fait en ayant le soin de conserver une petite bandelette mésentérique de la largeur de quelques millimètres pour prévenir l'éraillement des parois et leur élongation exagérée. Voici les chiffres que j'ai obtenus :

1° Pour l'intestin grêle, 16, 19, 20, 22, 23, 24, 31 mètres 1/2, ce qui fait une variation du simple au double, variation infiniment supérieure à celles qui se remarquent pour les autres parties de l'appareil. Le premier et le second de ces nombres ont été obtenus sur des chevaux de petite taille, et le dernier sur un énorme boulonnais que j'aurai encore l'occasion de citer au sujet de l'excessive capacité de son estomac.

2° Pour le cœcum mesuré en ligne droite depuis la pointe jusqu'à l'insertion de l'intestin grêle, 0,66 ; 0,67 ; 0,73 ; 0,76 ; 0,80 ; 0,87 ; 0,88, et pour son arc également mesuré en ligne droite depuis l'orifice de l'iléon jusqu'au milieu de la courbure, de 30 à 40 centimètres.

3° Pour le colon replié, 3 ; 3,35 ; 3,60 et 4 mètres. Les variations ne s'étendent donc ici que dans les limites d'un mètre.

4° Pour le colon flottant et le rectum 2,35 ; 2,92 ; 3,10 ; 3,23 ; 3,30 ; 3,44. Ici encore les variations oscillent entre les mêmes limites.

En somme, l'intestin du cheval a une longueur qui va de 23 jusqu'à 40 mètres.

Dans le jeune âge l'intestin est, comme on le pense bien, moins long qu'à l'âge adulte. Sur un fœtus de cinq à six mois, l'intestin grêle avait 5 mètres 80, le cœcum 0,14 et le colon 1 mètre 61, en tout 7 mètres 55, ou un peu plus du quart de la longueur moyenne à l'âge adulte.

La capacité de l'intestin du cheval est, comme on peut en juger par le volume, extrêmement considérable. J'ai rappelé précédemment la loi qui établit un rapport inverse dans les mammifères entre la capacité de l'estomac et celle de l'intestin, loi que l'on pourrait formuler ainsi : Dans une série d'espèces dont le régime est le même, l'estomac est petit alors que l'intestin a une grande capacité, et il est grand, au contraire, quand l'intestin est petit. Les solipèdes, comparés aux ruminants, donnent de cette loi (qui peut-être n'est pas toujours applicable) la démonstration la plus frappante. On a vu que la capacité de l'estomac variait de 10 à 37 litres et qu'elle était le plus souvent de 15 à 16 litres. Cette oscillation, du simple au quadruple à peu près pour l'estomac, est moins grande relativement à l'intestin où elle ne s'étend que de 1 à 2 1/2. Les nombres suivants indiquent la capacité de chacune des parties du tube digestif et leur capacité totale :

Intestin grêle, 38, 50, 62, 105 litres, en moyenne 63 litres.

Cœcum, 16, 25, 27, 31, 68 litres, en moyenne 33.

Colon replié, 55, 60, 82, 128, en moyenne 81.

Colon flottant et rectum, 10, 12, 17, 19, en moyenne 14.

En minimum la capacité totale de l'intestin est donc de 124 litres, en moyenne de 191 et au maximum de 320 litres ; c'est donc une moyenne 12 fois plus grande que celle du réservoir gastrique. Cette énorme capacité de l'intestin du cheval, comparée à celle de l'estomac, suffit pour donner une idée de l'importance des fonctions dévolues à cette partie de l'appareil digestif, importance qui lui assigne un rôle physiologique plus élevé et plus complexe que le rôle de l'intestin des autres espèces domestiques.

Le mulet a l'intestin aussi long que le cheval de même taille. Sur un sujet de $1^{m},50$ de hauteur l'intestin grêle avait $18^{m},56$, le cœcum $1^{m},21$, le colon replié $3^{m},50$, le colon flottant et le rectum $3^{m},23$, en tout $26^{m},50$. Je n'en ai point déterminé la capacité, mais au volume considérable du cœcum et de la portion repliée du colon elle m'a paru devoir être plus grande que celle de l'intestin d'un cheval de même taille.

L'âne, d'après Cuvier, a l'intestin proportionnellement plus court que le cheval. Voici les dimensions qu'il lui assigne : intestin grêle 10 mètres 39, cœcum 0,51, colon et rectum 4 mètres 54 ; total, 15 mètres 44. J'ai trouvé sur un sujet de moyenne taille : à l'intestin grêle $11^{m},35$, au cœcum replié $3^{m},25$, au colon flottant et rectum $1^{m},85$, ensemble $17^{m},22$. Je pense que sa capacité est aussi d'une manière proportionnelle plus considérable que celle de l'intestin du cheval, si j'en juge par une mensuration qui m'a donné les chiffres suivants : estomac 10 litres, intestin grêle 24 litres, cœcum 21 litres, colon replié 41 litres 50, colon flottant 8 litres, en tout 104 litres 1/2.

XXVII. Le bœuf, qui a le tube intestinal excessivement étroit, l'a en revanche très-long. Sur un individu de taille moyenne, il avait, pour l'intestin grêle, 46 mètres, pour le cœcum 1 mètre, pour le colon et le rectum 11 mètres, en tout 58 mètres. Une vache, de taille moyenne aussi, avait, à l'intestin grêle, au gros intestin, une longueur un peu moindre. Enfin, une autre vache de forte taille avait un intestin de 62 mètres, dont 51 pour la portion grêle, $0^m,78$ pour le cœcum, et $10^m,30$ pour le colon et le rectum. Cuvier donne 48 mètres et M. Lavocat 47 pour la moyenne. En prenant pour celle-ci le plus faible des nombres que j'ai obtenus, elle serait de 6 mètres supérieure à la moyenne des tables de Cuvier.

Le veau, quelque temps après la naissance, a déjà l'intestin fort long. Ainsi, sur un sujet de neuf à dix semaines, j'ai trouvé $30^m,38$ à l'intestin grêle, $0^m,46$ au cœcum, et 4 mètres au gros intestin, en somme $34^m,84$.

La capacité de l'intestin dans l'espèce bovine est peu considérable. Sur un bœuf de taille ordinaire elle était de 56 litres pour l'intestin grêle, 9 litres pour le cœcum et 26 litres pour le reste; total, 90. Les quatre estomacs du même animal en contenaient 125 de plus.

L'intestin d'une vache de très-grande taille avait une capacité un peu plus considérable : 76 litres pour l'intestin grêle, 11 pour le cœcum, 30 pour le colon; total, 117. Les quatre poches stomacales de cette vache renfermaient 290 litres d'eau.

Dans les espèces ovine et caprine l'intestin est encore plus long que dans le bœuf. Un individu de taille ordinaire m'a offert les chiffres suivants : intestin grêle $26^m,30$, cœcum $0^m,45$, gros intestin 7 mètres; total, $33^m,75$. Un autre, de race solognotte : intestin grêle $15^m,32$, cœcum $0^m,21$, gros intestin $4^m,10$; en tout $19^m,63$. Enfin, une chèvre de belle stature avait : intestin grêle $24^m,64$, cœcum $0^m,33$, gros intestin $8^m,49$; total, $33^m,46$. L'agneau et le chevreau, au moment de la naissance, ont l'intestin du tiers à peu près de la longueur qu'il acquiert à l'âge adulte. Ainsi un agneau de deux jours avait $8^{m},11$ à l'intestin grêle, $1^{m},50$ au gros intestin et 9 centimètres au cœcum ; total, $9^{m},70$. Le chevreau de quinze jours avait le tube intestinal un peu plus long : 11 mètres à l'intestin grêle, 1 décimètre au cœcum, $1^{m},80$ au gros intestin ; en somme $12^{m},90$.

Dans ces espèces l'intestin est relativement un peu plus ample que chez le bœuf, car il y atteint la moitié de la capacité de l'estomac, tandis que dans ce dernier il n'arrivait jamais à présenter une capacité égale à la moitié de celle des quatre réservoirs gastriques. Celui de la chèvre dont je viens de parler contenait 14 litres 6 décilitres, dont 9 pour l'intestin grêle, 1 pour le cœcum, et 4 litres 6 décilitres pour le colon.

XXVIII. Chez le porc l'intestin est encore très-long quoiqu'il commence à se renfler au cœcum et dans la première partie du colon. A un an il a à peu près l'étendue qu'il peut acquérir, c'est-à-dire de 19 à 25 mètres. Des six sujets dont j'ai mesuré l'intestin, l'un avait, pour l'intestin grêle, $14^{m},79$, pour le cœcum $0^{m},20$, le colon $4^{m},33$; en tout $19^{m},31$. C'est là le minimum que j'ai observé. Celui sur lequel s'est fait remarquer le maximum avait, à l'intestin grêle, $20^{m},14$, au cœcum $0^{m},3$, au colon $5^{m},43$; en somme, $25^{m},80$. Les autres ont donné 22^{m}, 24^{m}, $24^{m},45$ et $24^{m},96$.

Au moment de la naissance l'intestin du porc a 3^{m} 1/2 environ, ainsi que je l'ai constaté sur deux sujets de la même portée. A un mois, cinq semaines, il a déjà $10^{m},19$, dont 9 pour l'intestin grêle, $0^{m},09$ pour le cœcum et $1^{m},10$ pour le gros intestin. A trois mois environ il arrive au chiffre de 15 mètres. Il n'a donc, au moment de la naissance, que le septième à peu près de la longueur qu'il doit acquérir à l'âge adulte, et à un mois les deux cinquièmes ; son accroissement est donc très rapide.

Sa capacité sur un premier sujet de cette espèce s'est trouvée de 16 litres,30, dont 8 litres,60 pour l'intestin grêle, 1 litre, 60 pour le cœcum, et 6 litres, 10 pour le colon. Sur un second elle s'élevait à 21 litres,10, dont 9 litres,80 pour l'intestin grêle, 1 litre,50 pour le cœcum, 9 litres,80 pour le reste du gros intestin.

Pour ce qui concerne la longueur et la capacité de l'intestin du porc, il est bien entendu que je n'ai pu donner un maximum, n'ayant pas eu à ma disposition des sujets de très-grande taille.

XXIX. L'intestin des carnassiers, pour être mesuré avec exactitude, doit être préalablement distendu par l'insufflation ou par l'introduction de l'eau, ou allongé par l'action des doigts. Cette manipulation est indispensable à cause du plissement qui s'opère après la mort et qui diminue d'un tiers au moins la longueur du tube intestinal. Si on la negligeait, il serait impossible d'arriver à un résultat exact.

Chez le chien, les différences de taille, de race, doivent en imprimer de considérables dans la longueur et la capacité du tube digestif ; c'est aussi ce qu'on constate facilement. Sur sept individus, pris depuis la taille du petit roquet jusqu'à celle du chien du Saint-Bernard, j'ai trouvé successivement : 2^{m},27 ; 2^{m},31 ; 5^{m} ; 5^{m},36 ; 6^{m},15 ; 6^{m},95 et 7 mètres; encore n'ai-je pu prendre les tout petits chiens dont l'intestin n'a peut-être pas deux mètres de longueur. D'après cela on voit que l'intestin, dans son ensemble, varie du simple au triple. Il ne varie pas moins en comparant ses différentes parties les unes aux autres. Ainsi l'intestin grêle a depuis 2 jusqu'à 6 mètres, le cœcum depuis 3 centimètres jusqu'à 1 décimètre 1/2, le colon, enfin, depuis 23 centimètres jusqu'à

1^m, 05 de longueur. C'est assez dire qu'on ne peut pas même ici rationnellement former une moyenne qui soit l'expression d'une vérité. La capacité dans cette espèce doit être en harmonie avec les variations de longueur, et conséquemment il doit être fort difficile de lui assigner une moyenne. Le point le plus essentiel est de trouver les limites extrêmes entre lesquelles toutes les nuances intermédiaires sont possibles. Sans m'arrêter à donner les chiffres que j'ai obtenus sur des sujets de différente taille, je donnerai seulement ceux que je crois pouvoir exprimer le maximum, le minimum et la moyenne. Or, sur un sujet de très-petite stature, l'intestin contenait 33 centilitres ainsi répartis : 0,25 centilitres pour l'intestin grêle, 0,01 centilitre pour le cœcum et 0,07 centilitres pour le colon. Sur un second sa capacité était de 2 litres 13 centilitres, dont 1 litre 60 centilitres pour l'intestin grêle, 0,53 centilitres pour le gros intestin. Enfin, sur le troisième elle était de 3 litres pour l'intestin grele, de 0,02 centilitres pour le cœcum, et de 2 litres 2 décilitres pour le colon ; total, 5 litres 40 centilitres.

L'intestin du chat a une longueur et une capacité qui varient très-peu, comme on le devine aisément. Sur dix sujets tués pendant l'hiver au parc de l'École, l'intestin grêle avait de 1^m,27 à 1^m,94, et le gros intestin, y compris le cœcum, que je n'ai pas mesuré à part, de 0^m,30 à 0^m,39 ; le total allait de 1^m,63 à 2^m,31. La moyenne qu'on peut déduire des dix mesures est de 2^m,07. Sa capacité, prise sur trois sujets, a été une première fois de 0,095 pour l'intestin grêle, de 0,120 pour le gros intestin ; en tout 0,215. La seconde de 0,127 pour l'intestin grêle, 0,118 pour le gros intestin ; ensemble 0,245. La troisième de 0,120 pour l'intestin grêle, 0,130 pour le gros intestin ; ensemble 0,250 ; soit en moyenne, pour les trois cas, 0,236 centilitres.

XXX. L'intestin du lapin a une longueur qui n'éprouve pas de bien grandes variations. Sur six sujets que j'ai examinés, il avait depuis 5^m,48 jusqu'à 6^m,38, ainsi répartis: de 3^m,30 à 3^m,90 pour l'intestin grêle, 0^m,50 à 0^m,76 pour le cœcum, et de 1^m,41 à 1^m,85 pour le colon ; en moyenne totale, 5^m,97. Cuvier indique seulement 4^m,65, et il est bien au-dessous du minimum quand il indique pour le cœcum une longueur de 0^m,41, car il n'a jamais moins de 50 centimètres, et quelquefois il en a 76.

Sa capacité s'est trouvée ainsi : 0,365 pour l'intestin grêle, 0,628 pour le cœcum, 0,180 pour le gros intestin ; ensemble 1 litre 173. Sur un autre la capacité du cœcum était de 0,750. Cependant Meckel avait dit que dans le genre lièvre la capacité du réservoir cœcal était au moins décuple de celle de l'estomac ; et Cuvier, en rapportant cette assertion qu'il semble trouver exacte, ajoute que la comparaison du volume du cœcum avec celui de l'intestin présenterait de l'intérêt sous le rapport physiologique. Guidé par cette pensée, j'ai pris ces mesures avec soin et je me suis assuré que l'assertion de l'anatomiste allemand était infiniment éloignée de la vérité, puisque le cœcum n'a pas plus du double de la capacité de l'estomac.

Je termine en donnant des tables qui indiquent la capacité et la longueur des diverses parties du tube intestinal dans nos espèces domestiques. Ces tables ont été dressées avec le concours de M. Deshayes, élève de troisième année, très-versé dans les mathématiques.

TABLEAU SYNOPTIQUE

INDIQUANT LA CAPACITÉ ABSOLUE ET RELATIVE DE L'ESTOMAC ET DE L'INTESTIN DANS NOS ANIMAUX DOMESTIQUES.

		RAPPORT.	MOYENNE.	MINIMUM.	MAXIMUM.
			litres.	litres.	litres.
CHEVAL.	Estomac	0.085	17.96	10.00	37.50
	Intestin grêle	0.302	63.82	38.30	105.00
	Cœcum	0.159	33.54	16.20	68.00
	Colon replié	0.384	81.25	55.00	128.00
	Colon flottant rectum	0.070	14.77	10.00	19.00
	CAPACITÉ TOTALE	1.000	211.34	134.50	356.00
BOEUF.	Estomac	0.708	252.50	215.00	290.00
	Intestin grêle	0.185	66.00	56.00	76.00
	Cœcum	0.028	9.90	8.80	11.00
	Colon et rectum	0.079	28.00	26.00	30.00
	CAPACITÉ TOTALE	1.000	356.40	305.80	407.00
MOUTON et CHÈVRE.	Rumen	0.529	23.40		
	Réseau	0.045	2.00		
	Feuillet	0.020	0.90		
	Caillette	0.075	3.30		
	Intestin grêle	0.204	9.00		
	Cœcum	0.023	1.00		
	Colon et rectum	0.104	4.60		
	CAPACITÉ TOTALE	1.000	44.20		
PORC.	Estomac	0.299	8.00	7.50	8.50
	Intestin grêle	0.345	9.20	8.60	9.80
	Cœcum	0.055	1.55	1.50	1.60
	Colon rectum	0.299	7.95	6.10	9.80
	CAPACITÉ TOTALE	1.000	26.74	23.80	29.60
CHAT.	Estomac	0.560	0.541	0.287	0.378
	Intestin grêle	0.187	0.114	0.098	0.127
	Gros intestin	0.253	0.154	0.118	0.215
	CAPACITÉ TOTALE	1.000	0.609	0.597	0.628
CHIEN.	Estomac	0.623	4.33	0.65	8.00
	Intestin grêle	0.233	1.62	0.25	3.00
	Cœcum	0.013	0.09	0.01	0.20
	Colon rectum	0.131	0.91	0.07	2.20
	CAPACITÉ TOTALE	1.000	6.95	0.98	13.40
LAPIN.	Estomac	0.289	0.476		
	Intestin grêle	0.221	0.365		
	Cœcum	0.381	0.628		
	Gros intestin	0.109	0.180		
	CAPACITÉ TOTALE	1.000	1.649		

TABLEAU SYNOPTIQUE

INDIQUANT LES LONGUEURS ABSOLUE ET RELATIVE DES DIVERSES PARTIES DE L'INTESTIN DES ANIMAUX DOMESTIQUES.

		Rapport.	Moyenne.	Minimum.	Maximum.
			mètres.	mètres.	mètres.
CHEVAL.	Intestin grêle . . .	0.75	22.44	16.00	31.60
	Cæcum	0.04	1.00	0.81	1.28
	Colon replié	0.11	3.39	2.91	4.00
	Colon flottant . .	0.10	3.08	2.35	3.44
	LONGUEUR TOTALE .	1.00	29.91	22.80	39.90
BOEUF.	Intestin grêle.	0.81	46.00	41.00	51.00
	Cæcum	0.02	0.88	0.78	1.00
	Colon.	0.17	10 18	9.25	11.00
	LONGUEUR TOTALE .	1.00	57.06	51.11	62.08
MOUTON et CHÈVRE.	Intestin grêle. . . .	0.80	26 20	15.32	33.00
	Cæcum	0.01	0.36	0.21	0.45
	Colon.	0.19	6.17	4 10	8.49
	LONGUEUR TOTALE .	1.00	32.73	19.63	39.53
PORC.	Intestin grêle.	0.78	18 29	14.79	20.14
	Cæcum	0.01	0.23	0.20	0.25
	Gros intestin.	0.21	4.99	4 32	5.55
	LONGUEUR TOTALE .	1.00	23 51	19.31	25.94

		Rapport.	Moyenne.	Minimum.	Maximum.
			mètres.	mètres.	mètres.
CHIEN.	Intestin grêle.	0.85	4.14	2.00	6.10
	Cæcum	0 02	0.08	0.03	0.16
	Colon	0.13	0.60	0.23	1.05
	LONGUEUR TOTALE .	1.00	4.82	2.27	7.12
CHAT.	Intestin grêle.	0.83	1.72	1.27	1.94
	Gros intestin.	0.17	0.35	0.30	0.40
	LONGUEUR TOTALE .	1.00	2 07	1.63	2.31
LAPIN.	Intestin grêle.	0.61	3 56	3 30	3.91
	Cæcum	0.28	0 61	0 50	0.76
	Colon	0 11	1.65	1.41	1.85
	LONGUEUR TOTALE .	1.00	5.82	5.48	6.38
COQ.	Intestin grêle.	0.82	1.48	1.37	1.62
	Cæcum	0.11	0.20	0.17	0 23
	Gros intestin . . .	0.07	0.11	0.10	0.13
	LONGUEUR TOTALE .	1.00	1.79	1.67	1.97

Typog. de E. et V. Penaud frères, 10, rue du Faub.-Montmartre.

www.ingramcontent.com/pod-product-compliance
Ingram Content Group UK Ltd.
Pitfield, Milton Keynes, MK11 3LW, UK
UKHW021009180726
13838UKWH00003B/1498